ACADÉMIE DE MÉDECINE

TRAITEMENT

DU

RHUMATISME

DE LA

GOUTTE AIGUË ET CHRONIQUE

ET DE DIVERSES AFFECTIONS DU SYSTÈME NERVEUX

PAR LE SALICYLATE DE SOUDE

PAR

Le professeur G. SÉE
Membre de l'Académie de médecine

PARIS
G. MASSON, ÉDITEUR
LIBRAIRE DE L'ACADÉMIE DE MÉDECINE
Boulevard Saint-Germain, en face de l'École-de-Médecine
1877

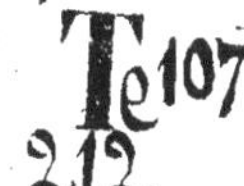

ACADÉMIE DE MÉDECINE

TRAITEMENT

DU

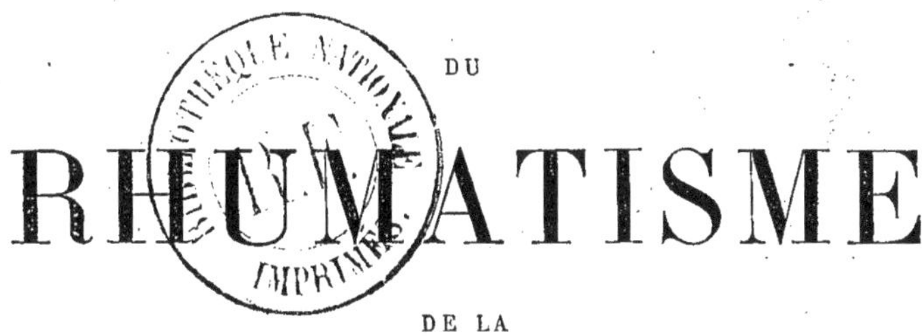

RHUMATISME

DE LA

GOUTTE AIGUË ET CHRONIQUE

ET DE DIVERSES AFFECTIONS DU SYSTÈME NERVEUX

PAR LE SALICYLATE DE SOUDE

PAR

Le professeur G. SÉE

Membre de l'Académie de médecine

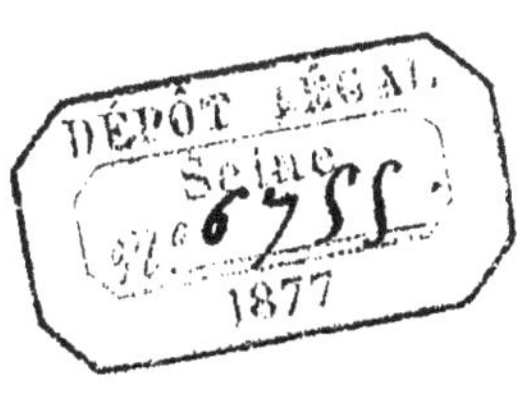

PARIS

G. MASSON, ÉDITEUR

LIBRAIRE DE L'ACADÉMIE DE MÉDECINE

Boulevard Saint-Germain, en face de l'École-de-Médecine

1877

TRAITEMENT
DU RHUMATISME
DE
LA GOUTTE AIGUË ET CHRONIQUE
ET DE DIVERSES AFFECTIONS DU SYSTÈME NERVEUX
PAR LE SALICYLATE DE SOUDE

HISTOIRE DE L'ACIDE SALICYLIQUE.

Dès l'année 1830, Leroux, pharmacien à Vitry-le-Français, en cherchant un succédané du sulfate de quinine, découvrit dans l'écorce de saule une substance cristallisée, à laquelle il donna le nom de *salicine*.

Douée d'une amertume semblable à celle de l'alcaloïde du quinquina, elle semblait appelée, comme la quinine, à jouer un rôle important dans le traitement des maladies fébriles; mais l'essai qu'on en fit dans divers services des hôpitaux de Paris ne réalisa point les espérances qu'on avait conçues. Les rares succès qu'on obtint par ce moyen inspirèrent des doutes sur son efficacité, et il ne tarda pas à tomber dans un oubli à peu près complet.

En 1831, Pagenstecher, pharmacien à Berne, trouva dans les fleurs de l'ulmaria ou reine des prés, de l'hydrure de salicyle, dont Dumas et Ettling démontrèrent l'identité avec l'huile essentielle des fleurs de cette plante.

Plus tard, Cahours en examinant une essence connue sous le nom d'essence de Gaultheria procumbens ou d'essence de Wintergreen, a reconnu son identité avec le salicylate de méthyle que l'on obtient en distillant un mélange de deux parties d'esprit de bois, deux parties d'acide salicylique et une partie d'acide sulfurique. Pour avoir l'acide salicylique, on fait bouillir l'essence de Wintergreen avec la potasse caustique, on précipite par l'acide chlorhydrique, on lave le précipité à l'eau froide, et on le fait cristalliser à nouveau dans l'eau bouillante ou dans l'alcool.

Aujourd'hui on se sert du procédé de Kolbe, qui repose sur la méthode synthétique ; on reconstitue l'acide salicylique en partant de l'acide phénique. En dirigeant un courant d'acide carbonique dans l'acide phénique, en même temps qu'on y fait dissoudre du sodium, il y a combinaison immédiate, formation de salicylate de soude et dégagement d'hydrogène.

L'histoire physiologique de ce remède remonte à 1855; à cette époque, Bertagnini fit sur lui-même des expériences remarquables par leur précision ; 2 à 3 grammes d'acide salicylique par jour, dit-il, ne produisent rien; mais si pendant deux jours on prend 6 à 7 grammes quotidiennement, on perçoit des tintements d'oreilles et un sentiment de stupeur. Une heure après l'ingestion de l'acide, celui-ci apparaît dans les urines, et, de plus, on constate dans le liquide excrété un acide azoté, qu'il décrit sous le nom d'*acide salicylurique.*

Tout cela est parfaitement exact.

Toutefois cette substance était oubliée, lorsqu'en 1874 Kolbe établit, par une série de Mémoires, l'analogie du dérivé avec l'acide phénique lui-même et fit connaître ses propriétés antiseptiques.

Les médecins s'emparèrent dès lors de ce moyen nouveau, et en firent l'application à toutes les maladies septiques, putrides, zymotiques, ou dues à des ferments, à des parasites.— Les applications devinrent pour ainsi dire innombrables et les journaux scientifiques d'Allemagne, d'Angleterre, d'Amérique et d'Italie ne tarirent pas d'éloges sur les vertus incomparables de cette panacée. On l'appliqua, en effet, aux septicémies, puis à toutes les fièvres spécifiques, éruptives, typhiques; puis aux fièvres symptomatiques des inflammations, et finalement au rhumatisme articulaire fébrile.

Au milieu de ces merveilles innombrables et des affirmations les plus hardies, j'entrepris, dès le mois de novembre 1876, de soumettre les faits à une critique sévère, et de faire passer toutes les assertions, toutes les statistiques, par le contrôle de l'expérimentation à la fois clinique et physiologique. Ces recherches me conduisirent à la négation de bien des opinions hasardées, mais aussi à des applications nouvelles; les effets de l'acide salicylique dans le rhumatisme aigu me frappèrent par leur simplicité et leur constance; de là les essais que j'instituai dans le traitement du rhumatisme chronique, et surtout de la goutte sous toutes ses formes, soit douloureuses, soit lentes et chroniques. La suppression de la douleur dans ces diverses et graves maladies me suggéra ensuite l'idée de traiter par ce moyen un certain nombre d'affections douloureuses dépendant des maladies de la moelle, ou des nerfs périphériques.

C'est le résultat de ces nombreuses recherches que je soumets à l'Académie en indiquant tout d'abord les propriétés chimiques de l'acide, en étudiant les préparations pharmaceutiques, puis le groupe de ses dérivés, c'est-à-dire des salicylates qui lui sont supérieurs.

CHIMIE DE L'ACIDE SALICYLIQUE.

Les recherches chimiques et pharmaceutiques que je vais exposer sur ce sujet m'ont été singulièrement facilitées par la collaboration d'un pharmacien distingué, M. Gallois; de mon préparateur de chimie, M. Hardy, et de mon interne en pharmacie, M. Valmont.

Pour préparer l'acide salicylique, on dissout du phénol dans son équivalent de lessive de soude concentrée; on évapore, on chauffe le résidu jusqu'à ce que la masse soit devenue pulvérulente. On obtient ainsi du phénate de soude, qu'on chauffe à 100 degrés, qu'on traite par un courant d'acide carbonique sec; on élève ensuite graduellement la température jusqu'à ce que, sous l'influence du courant d'acide carbonique, le phénol cesse de se produire.

Le salicylate de soude se trouve ainsi formé, sous l'aspect d'une liqueur brune, alcaline, qu'on précipite par l'acide chlorhydrique.

L'acide salicylique, mis en liberté, est mélangé avec un peu d'acide phénique, et se prend en une masse cristalline, qu'on purifie par des cristallisations successives.

Pour l'avoir plus pur, il y a les procédés de Kolbe, de Rautert, de Thresh, sur lesquels je ne puis insister.

Cristallisé dans une solution aqueuse, l'acide salicylique se présente sous la forme de longues aiguilles.

Soluble seulement dans 1000 fois son poids d'eau, il se dissout dans 130 fois son poids d'eau bouillante; il est très-soluble dans l'alcool, dans l'éther et la glycérine.

Le réactif de Millon colore la solution aqueuse en rouge; avec les sels ferriques, il prend une coloration violette, très-remarquable, qui est sensible même dans une solution au millionième. C'est là un moyen à peu près certain pour en déceler la présence dans les urines, où il passe en quelques minutes.

L'acide salicylique se combine facilement avec les bases, avec la soude, l'ammoniaque, et forme des sels très-solubles, qui sont dépourvus de toute causticité; ces sels ont des compositions très-diverses que nous indiquerons.

Diverses préparations salicyliques ; doses et mode d'emploi. — Parmi les préparations salicyliques employées jusqu'à ce jour, il faut compter : 1° l'acide salicylique ; 2° le salicylate de soude ; 3° le salicylate de quinine ; 4° le salicylate de lithine, que j'ai fait composer pour l'employer dans le traitement de la goutte ; 5° la salicine, anciennement usitée, et recommandée à nouveau par des médecins anglais.

1° *Acide salicylique.* — C'est l'acide qui a été mis en usage dès le début; c'est à lui, du reste, que revient l'action principale des salicylates; mais l'acide, même pur, présente de graves inconvénients; son insolubilité presque complète dans l'eau, le peu de solubilité dans l'alcool dilué, l'impossibilité de le faire prendre avec la glycérine, tout cela constitue une série de difficultés pour l'administration de ce médicament; il fallut l'employer en poudre, et c'est ce que j'ai fait. Au début de mes recherches je prescrivais chaque jour 5 à 6 grammes, divisés en dix ou douze parties à prendre dans du pain azyme ou dans des cachets, de deux en deux heures.

Mais la poudre développe une saveur âcre, irritante, et si elle n'est pas bien enveloppée elle peut produire, en adhérant à la muqueuse, des érosions au pharynx ou à l'œsophage; on a même signalé des petites hémorrhagies provenant de cet organe (Wolfberg), et plusieurs fois on a trouvé à l'autopsie des ulcérations stomacales; il est vrai que dans quelques-uns de ces cas la dose était exagérée; ainsi, chez un tuberculeux cité par Goldstammer, la dose avait été de 12 grammes.

En limitant la dose à 5 ou 6 grammes fractionnés et en enveloppant bien le médicament je n'ai jamais observé le moindre accident. Buss a fait 30 autopsies; l'acide salicylique n'avait pas laissé de traces dans l'estomac. Il n'en est pas moins vrai qu'à cause de ces dangers l'acide doit désormais faire place aux salicylates.

On s'est efforcé d'augmenter la solubilité de l'acide à l'aide du borax, du citrate d'ammoniaque et du phosphate de soude. Mais le moyen le plus simple c'est de transformer l'acide en salicylate.

2° *Salicylate de soude.* — Ce sel est dépourvu de toute saveur caustique et présente une grande solubilité dans l'eau. Comme l'acide salicylique, selon toute apparence, est uni dans l'organisme à la soude qu'il rencontre dans le sang, le salicylate de soude doit être employé de préférence aux sels de potasse ou d'ammoniaque qu'on avait également cherché à utiliser.

Ce sel, contrairement à ce qu'on a imprimé récemment, n'est pas formé d'acide et de sel par parties égales, loin de là. L'analyse que j'ai fait pratiquer par mon interne en pharmacie, M. Valmont, m'a démontré que 10 grammes de ce sel renferment, en chiffres ronds, 8 grammes d'acide; il contient donc 4/5e d'acide salicylique et 1/5e de soude; c'est en réalité l'acide salicylique qu'on administre sous la forme soluble, et réduit d'un cinquième environ.

La dose doit varier selon qu'il s'agit d'une maladie fébrile, d'une affection apyrétique subaiguë ou d'une maladie chronique. Dans le premier cas il est nécessaire, pour obtenir les effets thérapeutiques, de prescrire 9 à 10 grammes par jour; dans le deuxième cas, la dose peut ne pas dépasser 7 à 8 grammes au début, à moins de douleurs vives; dans ce cas la dose doit être également de 10 grammes; si enfin il s'agit d'une maladie chronique, il est utile de ne pas débuter par des doses trop fortes qui peuvent, à cause de leurs inconvénients, décourager le malade.

Deux précautions sont indispensables à observer; la dose étant fixée, il faut dissoudre le sel dans une grande quantité de liquide, aussi je prescris 10 grammes de sel dans 100 grammes d'eau à prendre par cuillerées à bouche, dont chacune sera délayée dans un demi-verre d'eau. Une deuxième précaution non moins indispensable, c'est de répartir la dose d'une manière à peu près égale dans la journée ; il importe surtout de ne jamais faire prendre de dose massive, comme le prescrivent certains médecins allemands, ce qui est le plus sûr moyen de provoquer des accidents toxiques. Une troisième précaution est à prendre en considération lorsqu'il s'agit de continuer longtemps le remède : c'est, autant que possible, de le faire prendre aux repas.

Enfin, s'il est mal toléré par l'estomac, je le fais délayer dans l'eau de Vichy ou dans l'eau commune additionnée d'eau-de-vie.

3° *Salicylate de lithine.* — Dans la goutte aiguë, et surtout dans les affections goutteuses chroniques, il m'a paru rationnel de combiner l'acide salicylique avec la lithine, qui a des avantages incontestables dans le traitement de cette maladie ; le salicylate de lithine, dont je me suis servi, renferme 5 parties d'acide sur 6, de sorte qu'en prescrivant 6 grammes de sel on donne à la fois 5 grammes d'acide et 1 gramme de lithine ; je n'ai pas encore pu m'assurer des avantages de ce sel sur le salicylate de soude.

4° *Salicylate de quinine.* — Ce sel, connu depuis deux ans, n'avait pas été expérimenté ; celui que j'ai mis en usage renferme 7/10e de quinine. Brown (*Edinburgh medical Journal*, novembre 1876), qui l'a expérimenté comme un moyen antipyrétique, le considère comme supérieur au salicylate de soude ; nous en reparlerons à l'occasion des fièvres intermittentes.

5° *Salicine.* — Quant à la salicine prescrite par Maclagan à la dose de 1 à 2 grammes toutes les deux heures, elle n'agit pas, à beaucoup près, aussi favorablement que les salicylates, mais elle présente quelques avantages, d'après M. Gubler, à cause de ses propriétés toniques.

ACTION DE L'ACIDE SALICYLIQUE SUR LES FERMENTS ET LES FERMENTATIONS.

Comme l'acide salicylique dérive de l'acide phénique, on a été porté à rechercher s'il partageait avec lui les propriétés désinfectantes et antipudrides ; les résultats ne se sont pas fait attendre et ont confirmé les prévisions théoriques.

Ainsi on a appris qu'une petite quantité d'acide salicylique ajoutée à un mélange d'amygdaline et d'émulsion d'amandes douces s'oppose au développement de l'odeur d'essence d'amandes amères.

On sait aussi que la glycose, additionnée d'une trace d'acide salicylique, ne fermente plus au contact de la levûre, et qu'une fermentation commencée s'arrête rapidement en présence d'une minime quantité de cette substance. L'acide salicylique s'oppose également au développement des champignons à la surface de la bière; il vient d'être employé par certains industriels pour empêcher le vin de *tourner*. Nous avons maintenant du vin salicylé; qu'on s'en défie.

De la viande fraîche imprégnée d'acide salicylique peut rester exposée à l'air pendant plusieurs semaines sans se putréfier.

On peut conserver le pain pendant l'été en introduisant une petite quantité de cet acide dans le levain, et en humectant le pain, à la sortie du four, avec une solution étendue de ce corps. 1 gramme d'acide salicylique suffirait, selon Kolbe, pour assurer la conservation de 20 litres d'eau, à bord des navires. Réduit en vapeurs sur une plaque chauffée, il purifie l'air et désinfecte les murs de la chambre dans laquelle il a été volatilisé. Il a, dans ce cas, sur l'acide phénique, l'avantage d'être inodore.

Si l'acide salicylique jouit de la propriété de neutraliser les ferments et de retarder l'apparition des champignons microscopiques, on pouvait espérer qu'il serait tout-puissant contre les intoxications attribuées au développement d'organismes inférieurs, et qu'en annihilant ces substances toxiques encore peu connues, qu'on a désignées sous les noms de *sepsine* et de *zymase*, il deviendrait l'antiseptique par excellence.

C'est sous l'empire de ces idées que le professeur Thiersch a préconisé, pour le pansement des plaies, un mélange d'amidon et d'acide salicylique, ou encore du coton imprégné d'une solution au 300e de cet acide. Mais, tout en se félicitant des résultats qu'il a obtenus, il a été forcé de reconnaître que le micrococcus se développait *parfois* à la surface des plaies.

J. Müller, Bucholtz, ont été témoins de faits analogues en étudiant le développement des bactéries et des moisissures.

Toutefois, d'après les expériences de Zurz, l'action de l'acide salicylique sur le développement du micrococcus, des bactéries, des infusoires est inférieure à celle de l'acide phénique employé à l'état de solution à 1 ou 2 millièmes.

D'une autre part, Salkowski, comparant les propriétés antiputrides de l'acide salicylique avec celles de l'acide benzoïque, conclut à la supériorité de cette dernière substance.

EFFETS PHYSIOLOGIQUES SUR LES ANIMAUX.

Quand on administre pendant un temps prolongé de faibles doses, 1 à 2 grammes, d'acide salicylique aux animaux, il n'en résulte aucun effet fâcheux pour leur digestion, ni pour la nutrition, ni pour l'état général (Foeser et Friedberger); l'action de la salive et du suc gastrique sur les aliments n'est nullement entravée.

Les herbivores supportent sans inconvénient des doses plus considérables d'acide salicylique que les carnivores du même poids, résultat qui semble devoir être attribué à une plus rapide élimination de cette substance par les reins chez les herbivores que chez les carnivores. En effet, chez les premiers, les aliments introduisent dans le sang des quantités considérables de sels alcalins, et en particulier des carbonates qui favorisent l'élimination de l'acide salicylique. Du reste on observe un phénomène analogue chez les carnivores qu'on soumet à un régime végétal exclusif.

Des doses élevées et assez longtemps continuées deviennent toxiques pour les herbivores quand on diminue la ration de fourrage, parce que la proportion des sels alcalins étant moindre dans leurs urines, l'élimination de l'acide salicylique se trouve entravée ou ralentie.

Voici maintenant les phénomènes que l'on observe à la suite de doses toxiques :

Troubles respiratoires. — Chez le lapin, Buss a constaté de la dyspnée, du ralentissement des mouvements respiratoires, puis des secousses convulsives au milieu desquelles les animaux succombent.

Nos expériences sur les lapins et les chiens ont démontré l'exactitude de ces mêmes phénomènes; les animaux meurent presque subitement après deux à trois injections de 1 à 2 grammes de salicylate de soude dilué dans 10 à 15 parties d'eau ; la mort est précédée de dyspnée et de convulsions générales.

Köhler attribue la mort à l'asphyxie ; à l'autopsie on trouve, dit-il, des ecchymoses dans le tissu sous-pleural, un œdème passif des poumons et de la sérosité dans le péricarde. Pendant la vie, si l'on vient à sectionner les nerfs vagues, le ralentissement de la respiration se prononce encore davantage. Donc l'acide salicylique diminue l'excitabilité des nerfs vagues du poumon, d'où une oxygénation insuffisante et un excès d'acide carbonique dans le sang.

Troubles de la circulation. Modifications de la température. — Köhler affirme avoir constaté chez le chien un abaissement rapide de la tension vasculaire, et il attribue cet effet à l'action de l'acide salicylique sur les ganglions intra-cardiaques, ou sur le muscle cardiaque lui-même, qui seraient atteints dans leur force nervo-motrice. — Même résultat après l'injection d'une solution de salicylate de soude dans la veine jugulaire d'un lapin.

Dans nos expériences de laboratoire, nous n'avons pas constaté la moindre modification dans la tension artérielle, ni dans le nombre des pulsations du cœur. Ce dernier fait est conforme à l'observation de Reiss.

La température, chez les animaux sans fièvre, ne subit que des modifications insignifiantes ; Reiss fit prendre à un chien 5 grammes d'acide salicylique dissous dans du carbonate ou du phosphate de soude, et n'obtint, dans l'espace de 4 à 6 heures, qu'une réduction moyenne de température de 9/10es de degré.

Sur les animaux auxquels Führbringer avait injecté du pus, pour provoquer une septicémie fébrile, l'acide salicylique ingéré à la dose de 2 grammes ne produisit aucune réfrigération dans 9 cas sur 16.

Köhler, en injectant du salycilate de soude dans le sang à un chien, constata d'abord un abaissement de la température et du pouls ; mais en introduisant cette substance dans l'estomac de l'animal, même à dose 10 fois plus forte, il n'observa plus aucun effet.

Mes expériences n'ont jamais amené aucun résultat appréciable, relatif à la température, pas plus que de trouble dans la circulation.

Phénomènes nerveux. — Le système nerveux ne se modifie que par des doses toxiques ; on voit alors se manifester des convulsions générales et tétaniformes qui précèdent la mort, et qui sont moins le résultat de l'asphyxie que de l'action du poison sur le système nerveux.

Mais la sensibilité cutanée et générale n'est pas modifiée. D'une autre part le pouvoir conducteur des nerfs n'est pas amoindri. Enfin le pouvoir réflexe de la moelle épinière ne subit aucun changement apparent.

Ces faits négatifs sont d'autant plus importants, que chez l'homme, un des effets les plus frappants de ce médicament, c'est son pouvoir de diminuer les douleurs.

Au résumé, toutes ces expériences sur les animaux sont à la fois difficiles et de peu de valeur ; difficiles en ce sens qu'on ne peut injecter dans le tissu cellulaire, assez d'acide salicylique ou de salicylate de soude, sans provoquer des actions locales ; injectées dans les veines, ces substances produisent des effets mécaniques, dont il faut tenir compte, car pour injecter quelques grammes de salicylate, une grande quantité d'eau est nécessaire ; l'ingestion dans l'estomac chez le lapin et chez le chien est souvent suivie de dégoût, de vomissements, et on ne peut plus compter sur les effets physiologiques.

Donc, dans cette occurrence, on ne peut pas inférer des expériences sur les animaux aux effets qu'on observe chez l'homme.

EFFETS PHYSIOLOGIQUES DE L'ACIDE SALICYLIQUE ET DE SES DÉRIVÉS SUR L'HOMME DANS L'ÉTAT DE SANTÉ OU DE MALADIE.

Pour que le médicament puisse produire des effets physiologiques ou curatifs, il est nécessaire de dépasser 2 à 3 grammes d'acide salicylique par jour ; la dose thérapeutique est de 5 à 6 grammes, ou de 7 à 10 de salicylate de soude, qui lui est préférable à tous égards.

Voici les phénomènes qu'on observe : 1° sur les organes digestifs ; 2° sur le système nerveux sensoriel ; 3° sur le système nerveux central ; 4° sur le cœur, le pouls, la respiration, la température ; 5° sur les organes et les liquides d'élimination, particulièrement sur les reins et les urines; 6° sur le sang.

1° *Organes digestifs.* — Si on prend 2 à 3 grammes d'acide à la fois, et qu'on répète cette dose, dans la même journée il se produit fréquemment des nausées et des vomissements, parfois avec sensation de brûlure au gosier et à l'estomac. Il suffit de fractionner la dose de 5 à 6 grammes en 10 à 12 parties, et de l'administrer dans du sirop alcoolisé ou dans du pain azyme, pour éviter ces inconvénients. A plus forte raison peut-on prévenir ces effets, à l'aide d'une solution de 8 grammes de salicylate de soude dissous dans une grande quantité de liquide, et fractionné en 4 ou 5 parties.

De cette façon, l'action directe du médicament sur la muqueuse digestive est généralement nulle ; plusieurs de mes élèves, en prenant le salicylate avec les précautions indiquées, ont pu continuer leur travail, sans éprouver le moindre trouble ni de l'appétit, ni de la digestion, ni des évacuations.

Chez les fiévreux, je n'ai vu que rarement se produire des nausées ou des vomissements, et jamais ces accidents n'ont persisté, même quand on continuait la même dose pendant un certain nombre de jours. Mais lorsque, dans les maladies chroniques, j'ai prescrit le médicament pendant quelques semaines, j'ai vu se produire parfois tout à coup, une intolérance passagère du médicament et surtout un certain dégoût, qui obligeaient de cesser pendant 2 ou 3 jours. En pareil cas il suffit souvent de faire prendre la solution dans l'eau de Vichy, ou bien avec addition de liqueur alcoolique, pour faire cesser ce trouble dans les fonctions digestives.

2° *Troubles de l'ouïe; bourdonnements, surdité; troubles de la circulation faciale et intra-crânienne.* — L'effet le plus constant des préparations salicyliques, c'est le développement souvent très-prompt de bourdonnements d'oreilles; les individus sains, comme les malades apyrétiques, de même que les fiévreux accusent ce phénomène d'une manière presque invariable, dès qu'ils sont arrivés à la dose de 5 à 6 grammes d'acide salicylique ou de 10 grammes de salicylate de soude. Ils se plaignent presque tous non-seulement de ces bruits étranges dans l'organe de l'ouïe et dans toute la tête, mais ils les comparent à des roulements lointains, des sensations de flot; ils disent sentir de l'eau ou du sang circuler dans le crâne; mais il est remarquable que ces sensations ne s'accompagnent pas du moindre trouble intellectuel, ni d'hallucinations, ni d'illusions de la vue, analogues à celles du vertige, comme cela a lieu sous l'influence du sulfate de quinine ou par l'effet du mal de mer. Il est très-rare que les malades voient ou croient voir les objets en rotation ou éprouvent eux-mêmes la sensation gyratoire; c'est tout au plus s'il y a parfois une sorte de titubation ou plutôt d'incertitude dans la marche; celle-ci ne tarde pas à s'affermir.

Après les bourdonnements d'oreilles et les bruissements dans la tête, le phénomène le plus commun, c'est la diminution dans la sensibilité de l'ouïe, puis une surdité, qui cependant est rarement complète, et qui ne se manifeste qu'au bout de 2 à 3 jours de l'usage de 6 grammes d'acide salicylique ou de 10 à 12 grammes de salicylate de soude. Lorsqu'on continue ainsi, la surdité et les bourdonnements n'augmentent pas; ils restent stationnaires, souvent même ils rétrogradent sans qu'on diminue notablement la dose.

En tous les cas, dès qu'on cesse l'emploi du remède, les bourdonnements d'oreilles, et les bruissements de la tête disparaissent pour ainsi dire immédiatement, et la surdité ne laisse jamais de traces; jamais elle ne persiste comme après l'usage prolongé ou après des doses élevées de préparations quiniques.

3° *Système nerveux central.* — Par les doses thérapeutiques, on n'observe chez l'homme sain aucun trouble dans le système encéphalique ou médullaire. Les sens eux-mêmes, à l'exception de l'ouïe, ne sont pas troublés; si dans quelques cas on a cru remarquer une diminution de l'acuité visuelle, c'est à la suite de doses massives ou trop rapprochées.

C'est dans ces cas aussi qu'on a noté l'apparition d'un délire calme, sans hallucination, sans excitation, et bien plus rarement un délire violent analogue au delirium tremens, rarement encore des convulsions tétaniformes; on peut dire qu'à l'état sain les doses de 10 à 12 grammes n'ont jamais produit de troubles cérébro-spinaux. S'agit-il de fébricitants, le délire se produit plus facilement; sur deux malades atteints de fièvre typhoïde, chez lesquels le thermomètre marquait 40 degrés, le salicylate de soude à 10 grammes par jour produisit au bout de 7 à 8 jours un délire calme qui s'accompagna d'un abaissement considérable de la température (2 à 3 degrés); on cessa l'emploi du médicament; tout aussitôt le délire disparut, mais la chaleur remonta à 40 et la maladie suivit ensuite son cours régulier jusqu'à la guérison.

Du reste, en aucun cas, je n'ai pu constater de trouble de la sensibilité ni du mouvement; les contractions tétaniformes, dont Léonard-Aster a cité un exemple n'ont jamais été indiquées dans mes observations; le collapsus qui suit l'administration des doses élevées ne s'est pas produit davantage chez mes malades; mais il suffit qu'il puisse se manifester un seul phénomène toxique comme le délire, pour qu'on doive surveiller rigoureusement l'effet de la médication, qu'on ne dépasse jamais les doses indiquées, qu'on les espace d'une manière suffisante, et qu'enfin on supprime la prescription, dès le moindre signe d'intoxication.

4° *Effets de l'acide salicylique sur le cœur, le pouls, la respiration et la température.* — Chez l'homme sain on observe parfois des troubles vasculaires partiels qui portent particulièrement sur la circulation intra-crânienne ou faciale. Mais le cœur continue à battre d'une manière régulière; le rhythme et le nombre des pulsations cardiaques restent à l'état normal; il en est de même du pouls, qui ne subit pas la moindre modification.

La respiration, qui est si gravement compromise par les doses toxiques, ne change point par l'usage de 8 à 12 grammes de salicylate alcalin. La température elle-même ne subit pas le moindre abaissement.

Deux de mes élèves se sont soumis à l'usage journalier de 5 à 6 grammes d'acide salicylique, puis de 10 grammes de salicylate de soude; ils n'ont jamais pu constater la moindre modification ni de la température ni du pouls.

Gedl (de Cracovie), administrant 3 à 5 grammes d'acide salicylique à 8 sujets non fébricitants, n'a rien vu d'appréciable dans 4 cas; 4 fois il y eut des abaissements de température qui n'ont jamais dépassé 0°,8 et trois fois les oscillations quotidiennes de la température furent simplement moins prononcés.

Riegel (de Cologne), en expérimentant sur des individus sains, avec des doses de 4 à 5 grammes d'acide salicylique pur, n'a pas constaté d'abaissement notable de la chaleur. Il y a plus ; Lürmann, après avoir prescrit de l'acide salicylique à un malade atteint de rhumatisme noueux, a vu survenir un violent accès de fièvre ; le pouls s'est élevé à 160, et la température à 41. Trois fois il recommença l'expérience, et trois fois les mêmes résultats se reproduisirent. J'ai constaté le même fait chez une jeune choréique à laquelle j'avais prescrit le salicylate de soude ; elle fut prise d'un accès de fièvre, dont nous n'avons pu rapporter la cause qu'à l'ingestion du médicament prescrit.

Ainsi dans l'état sain ou apyrétique la température reste normale ; jamais elle ne s'abaisse d'une manière durable et marquée ; dans quelques cas exceptionnels elle a même pu s'élever jusqu'au point de constituer un véritable accès de fièvre.

En est-il de même chez les fébricitants ? c'est une question à discuter à l'occasion des propriétés antipyrétiques, qu'on a attribuées à l'acide salicylique dans le traitement des fièvres typhiques et rhumatismales.

Interprétation des troubles sensoriels et cérébraux. — Si on admet l'intégrité complète des fonctions du cœur, la régularité du pouls et le maintien intégral de la pression vasculaire, s'en suit-il qu'il ne puisse se manifester des troubles dans les circulations locales ? Claude Bernard a insisté dans maintes circonstances sur l'indépendance de la circulation dans certains organes ; il est des médicaments qui agissent sur les nerfs vaso-moteurs ou sur les vaisseaux d'un département circonscrit d'une région déterminée ; les artérioles de la face et de l'encéphale, par leur texture éminemment contractile, se prêtent merveilleusement à une activité plus marquée que partout ailleurs. S'il en est ainsi, on est en droit de se demander s'il ne peut pas se produire des congestions ou au contraire des anémies céphaliques ?

Dans le cas présent, les bruissements intra-crâniens perçus par le malade, les bourdonnements d'oreilles, la diminution de la faculté auditive ne sont-ils pas dus à une perturbation de la circulation ? Lorsqu'on prend à la fois ou à doses très-rapprochées 8 à 10 grammes de salicylate, il se produit une animation de la face, parfois des douleurs et des bouffées de chaleur à la tête, avec une sorte d'ébriété ; mais cela n'a lieu que passagèrement et par des doses successives.

Au contraire les doses graduelles ne déterminent pas la moindre coloration, ni décoloration du visage, pas de vertige, en un mot aucun trouble dans la circulation. Donc il n'est pas prouvé que les perturbations de l'ouïe se rattachent ni à une anémie, ni à une hyperhémie cérébrales.

Il faudrait donc admettre un simple trouble dans le fonctionnement des nerfs auditifs, c'est-à-dire une hyperesthésie d'abord, puis une diminution de l'impression auditive.

5° *Elimination de l'acide salicylique et des salicylates par les urines.* — L'élimination des salicylates et de l'acide salicylique se fait très-rapidement chez l'homme sain comme dans l'état pathologique; il ne s'écoule pas dix minutes après l'ingestion de ces substances sans qu'on les retrouve dans les urines.

On constate facilement l'acide salicylique par une solution de perchlorure de fer; l'urine prend une coloration violette caractéristique.

L'acide s'y trouve en grande partie à l'état libre. Pour le démontrer Fleischer a distillé l'urine en présence d'un acide; il en a retiré aussi par agitation avec l'éther, mais cette expérience n'est pas concluante, car un excès de phosphate dans l'urine essayée, suffit pour permettre de recueillir l'acide salicylique à l'état de liberté.

Une autre partie de l'acide est combinée avec la potasse; or l'acide salicylique et le salicylate de potasse sont tous deux solubles par l'éther.

Une troisième partie enfin est à l'état de combinaison insoluble dans l'éther.

J'ajoute, et c'est là le point important, qu'il y a une transformation partielle de l'acide salicylique en acide salicylurique.

De même que l'acide benzoïque se transforme dans l'économie en acide hippurique, de même l'acide salicylique ingéré fixe quelque part dans l'organisme les éléments du glycocolle, et se convertit en un acide copulé, analogue à l'acide hippurique que Bertagnini a nommé acide salicylurique.

Pour le préparer, on recueille l'urine, on la concentre par évaporation, on sépare l'eau mère des sels, on acidule par l'acide chlorhydrique et on agite avec l'éther. La solution éthérée abandonne par évaporation une liqueur aqueuse fortement acide et cristallisable, qu'on chauffe à 140° dans un courant d'air; il se volatilise de l'acide salicylique, et le résidu est constitué par l'acide salicylurique.

Picard s'est servi récemment du benzol et de l'éther pour séparer les deux produits, l'acide salicylique étant beaucoup plus soluble dans l'éther que l'acide salicylurique.

Ce dernier acide, dont la formule est $C^{18}H^{9}AzO^{8}$ est très-soluble dans l'eau bouillante, peu soluble dans l'éther; la solution aqueuse colore les sels ferriques en violet comme l'acide salicylique.

L'élimination totale de l'acide salicylique est terminée souvent au bout de vingt-quatre heures, plus souvent après quarante-huit heures; toutefois, chez un typhique qui avait cessé d'en prendre depuis six jours, j'ai ai retrouvé des traces.

Si j'insiste sur cette rapidité de l'élimination, c'est pour qu'on ne prescrive pas le médicament à doses successives en une ou deux fois comme le recommandent quelques médecins étrangers; il faut le prescrire, et c'est aussi là le moyen le plus sûr d'éviter l'action toxique, à doses fractionnées, afin de maintenir constamment le malade sous l'influence de l'action médicatrice; le mieux est de répartir la dose de 8 à 10 grammes d'une manière à peu près égale entre les vingt-quatre heures; ainsi 2 grammes toutes les cinq ou six heures.

L'acide salicylique en s'éliminant et en subissant lui-même de nombreuses modifications, agit également sur les reins, sur la sécrétion urinaire, et sur la constitution même des urines.

Dans un certain nombre de cas il augmente la quantité des urines et paraît agir comme diurétique; mais cette action est loin d'être constante et ne saurait être prise en considération, ni pour expliquer l'action antipyrétique d'ailleurs très-douteuse ni pour faire comprendre des troubles du cœur, qui ont été indiqués par quelques observateurs.

J'ai noté un certain nombre de fois une fausse diurèse; ce sont des envies fréquentes d'uriner, c'est du ténesme, mais sans augmentation réelle de la quantité des urines.

La composition des urines est au contraire presque constamment modifiée; il y a une augmentation de la proportion d'indican; parfois aussi mon chef des travaux chimiques a constaté la présence d'une substance brune, foncée, tannique, qui a été décrite récemment sous le nom de pyrocatéchine, qu'on trouve à l'état normal dans certains végétaux.

L'acide urique éliminé est augmenté chez les individus atteints de gravelle, ou plutôt la gravelle s'élimine alors avec plus de facilité.

Chez les goutteux, l'élimination de l'acide urique est augmentée aussi parfois d'une manière assez notable; c'est principalement dans les accès aigus qui viennent se greffer sur la goutte chronique; j'ai vu chez un malade la quantité d'acide urique éliminé, qui, à l'état normal, est de $0^{gr},80$ par litre, s'élever jusqu'à 3 grammes pendant trois jours de suite, sans qu'il y ait eu de changement dans le régime.

L'urée ne subit pas de modification appréciable, ni dans l'état normal, ni dans les conditions pathologiques.

Lorsque les reins sont lésés, il y a un véritable danger d'administrer ce médicament; il importe même de s'assurer au préalable de l'intégrité de ces organes; j'ai vu, en effet, chez un rhumatisant atteint de néphrite interstitielle, se manifester une hématurie très-marquée; le même fait a été constaté dans un cas de néphrite parenchymateuse. Léonard-Astier l'a même noté dans l'état physiologique à la suite de l'ingestion d'une dose considérable d'acide salicylique.

Balz a parlé aussi d'albuminurie et de néphrite; mais il ajoute que cette irritation ne s'est plus montrée depuis qu'il a substitué le salicylate à l'acide salicylique.

Élimination de l'acide salicylique par les autres organes et liquides de sécrétion. — On retrouve, d'après Buss, l'acide salicylique dans les sueurs; ce fait n'a pas été vérifié.

Ce qui est certain, c'est que l'acide salicylique détermine fréquemment des sueurs; on peut observer cette diaphorèse dans l'état apyrétique aussi bien que dans la fièvre; chez les rhumatisants, la tendance naturelle à la sueur ne m'a pas paru augmentée.

La principale voie d'élimination de l'acide salicylique reste toujours l'appareil urinaire; cependant dans les autres liquides d'excrétion ou de sécrétion, on l'a également constatée; ainsi Buss l'a retrouvée dans la salive et les crachats, Oulmont dans la sérosité d'un vésicatoire.

6° *Etat de l'acide salicylique dans le sang.* — D'après Feser et

Friedberger, l'acide salicylique serait combiné dans le sang avec les matières albumineuses; en effet, en ajoutant de l'acide salicylique à l'albumine de l'œuf ou du sérum, ou au sang lui-même, ils ont constaté qu'en agitant ces divers liquides avec de l'éther, il est impossible d'en extraire l'acide salicylique; d'où ils concluent que l'obstacle à cette extraction doit résider dans la combinaison qui s'est formée entre l'acide et les matières albumineuses.

Une opinion, qui me semble plus rationnelle, est celle qui a été émise par Binz. Selon lui, l'acide salicylique existe dans le sang et non à l'état de salicylate de soude; celui-ci en effet est sans cesse soumis à l'action de l'acide carbonique, qui dégage l'acide salicylique.

Fleischer a vérifié l'exactitude de cette expérience; pour que l'acide salicylique pût être extrait du sang par l'agitation simple avec l'éther, il faudrait que le salicylate de soude fût soluble dans l'éther; or, il n'en est rien; l'acide salicylique n'est entraîné que si le salicylate alcalin est préalablement décomposé par un courant d'acide carbonique, ou par l'addition d'un autre acide.

Friedberger et Zimmerman pensent que la combinaison de l'acide avec les sels de soude du sang animal ont pour effet d'affaiblir l'action de l'acide. Mais Kohler observe les mêmes effets par l'acide ou par le sel injecté dans les veines d'un lapin; si on introduit dans l'estomac le salicylate il est bien moins énergique que l'acide pur. Le sel serait *surtout* un antipyrétique; l'acide un antiseptique; en réalité, les deux substances ne diffèrent qu'à ce dernier point de vue, l'acide seul est doué de propriétés antifermentatives *externes*.

Voilà, en résumé, les actions physiologiques des préparations salicyliques.

CLINIQUE.

I. — *Applications au traitement des maladies septiques.*

Les recherches de Kolbe et de Thiersh ont prouvé que l'acide salicylique appliqué extérieurement pouvait être considéré comme un antiseptique, bien que sous ce rapport il ne présente pas d'avantage sur l'acide phénique, sauf l'absence d'odeur, ni sur l'acide thymique, ni même sur l'acide benzoïque (Salkowski). En est-il de même s'il s'agit de traiter les maladies septiques, infectieuses, miasmatiques, virulentes, celles qui sont dues à des ferments, à des bactéries, etc.? De nombreuses tentatives ont été faites à cet égard.

Septicémie. — Furbringer a fait de la septicémie artificielle, en injectant sous la peau des chiens et des lapins du pus sain ou dilué dans une solution de chlorure de sodium; la fièvre septique étant développée, il fit prendre aux animaux l'acide salicylique et n'obtint aucun effet; il est vrai que les doses d'acide étaient beaucoup trop faibles.

L'infection purulente produite artificiellement par Feser et Friedberger, et traitée par des doses plus élevées d'acide salicylique, ne subit aucune modification.

Dans ces graves maladies, qui se développent si fréquemment à la suite du traumatisme ou des opérations chirurgicales ou de l'état puerpéral, les préparations salicyliques n'ont aucune espèce d'effet en tant que moyen interne; mais ont-elles quelque avantage sur l'acide phénique dans le pansement de Lister ou dans le traitement des plaies en général, ou des affections puerpérales? c'est une question que je ne puis juger. Je reviens aux maladies zymotiques.

Diphthérie. — La diphthérie est une maladie éminemment contagieuse dont le poison est encore inconnu, mais dans laquelle on a fait jouer un rôle considérable à l'action de certains parasites qu'on a constatés sur les muqueuses pharyngo-laryngées; à ce titre elle devait tenter les partisans de l'acide salicylique, et c'est en effet dans cette funeste maladie que les expériences ont été faites avec le plus de confiance.

Wagner dit avoir traité 15 cas de diphthérie avec succès par l'acide salicylique à 0,10 centigrammes toutes les deux heures à l'intérieur et en gargarismes. Il est bien certain qu'il y a là une série d'erreurs de diagnostic; les angines pultacées simples figurent là sous la dénomination d'angines diphthéritiques. En effet, dès que la respiration devient croupale, dès que la lésion envahit le larynx, il n'y a plus rien à espérer d'après l'auteur; donc ce n'est pas un moyen d'action sur la diphthérie.

Steinitz a administré l'acide salicylique à 34 enfants atteints de scarlatine avec angine diphthéroïde; il n'y a rien là d'étonnant, les angines scarlatineuses du début guérissant presque toujours spontanément.

Le même auteur affirme avoir guéri 9 cas de diphthérie vraie sur 11 cas de ce genre.

Schultze n'a eu à déplorer que 2 morts sur 10 cas de diphthérie, traitée par l'application locale de l'acide salicylique en poudre. Ruch, Weber, Tenholt et Stuart ont également enregistré des succès obtenus à l'aide de ce remède.

Mais la plupart de ces faits me semblent ne devoir être admis que sous bénéfice d'inventaire; les observations sont incomplètes et ne sauraient être contrôlées au point de vue du diagnostic.

Dans un cas de diphthérie vraie que j'ai eu à traiter à l'hôpital chez une jeune femme, les fausses membranes ont rapidement disparu et ne se sont pas reproduites; j'avais prescrit l'acide salicylique en gargarismes, en injections dans la gorge, le salicylate à prendre à l'intérieur; dans ce cas l'action *locale* antiseptique du médicament m'a paru jouer un certain rôle dans la guérison; mais je suis loin d'être convaincu de l'utilité du salicylate comme moyen interne de traitement dans la diphthérie.

C'est là aussi l'opinion exprimée par M. Moizard dans sa thèse, au nom de mon ami et collègue M. Bergeron, qui, dans ses observations à l'hôpital Sainte-Eugénie, a constaté formellement l'utilité des applications locales, mais doute encore de l'effet de l'acide salicylique pris à l'intérieur dans le traitement de cette grave infection.

Si cette médication employée comme moyen topique a le pouvoir d'arrêter le développement local de ces parasites qui constituent la lésion diphthéritique, ce sera déjà un service réel rendu à la médecine; mais les expériences sur ce point sont encore à vérifier.

Muguet. — Je fais les mêmes réserves relativement au muguet, malgré les assertions de Bertold qui affirme avoir guéri rapidement 8 malades, dont 3 étaient gravement atteints.

Voici maintenant de nouvelles indications du traitement interne appliqué aux affections zymotiques ou putrides.

Gangrène pulmonaire. — Bertold prescrit 5 grammes d'acide salicylique dans un cas de gangrène pulmonaire; le malade guérit ; dans une circonstance analogue, le même traitement échoua complétement, bien que la fétidité des crachats semblât disparaître.

Diabète. — Le diabète sucré, dont la cause pour certains médecins réside dans le développement d'un ferment spécial, paraissait devoir être justiciable de l'acide salicylique, et en effet, dès 1875, il fut essayé, mais sans succès, par Ebstein et Müller. — Plus tard, le docteur Ebstein (de Gœttingue), a soigné par le salicylate de soude deux cas de diabète grave, l'un ancien et l'autre récent. Dans un cas le sucre avait disparu de l'urine au bout de onze jours, et dans l'autre cas, après vingt-trois jours de traitement le malade n'excrétait plus, dans les vingt-quatre heures, que 880 grammes d'urine dans laquelle la glucose ne se retrouvait plus que dans la proportion de 13 grammes pour 1000. — Spillman et Kien ont également enregistré des améliorations notables, le premier dans un cas de diabète ancien, le second dans deux cas, l'un récent et l'autre chronique. — Mais, de son côté, Herrenschmidt a administré l'acide salicylique à deux diabétiques, à la dose de 3 grammes par jour pendant six semaines, et il n'en a pas obtenu plus d'effet que des autres remèdes vulgairement employés contre la glycosurie. D'où il est permis de conclure que le médicament qui nous occupe ne jouit pas d'une efficacité spéciale contre le diabète, et que le véritable remède de cette maladie est encore à trouver.

II. — *De l'usage des salicylates comme antipyrétiques dans le traitement des fièvres spécifiques et des phlegmasies.*

Les propriétés antiseptiques de l'acide salicylique, vraies en tant que désinfectant externe, hypothétiques en tant que moyen antizymotique interne, durent naturellement conduire les expérimentateurs à étendre l'usage de cette médication aux maladies qui présentaient à la fois le caractère spécifique et l'élément fébrile. C'est ce qui eut lieu dans l'infection purulente, et cela sans succès, puis dans les fièvres éruptives, dans la fièvre typhoïde. L'indication parut d'autant plus nette, qu'on attribua à cette médication des propriétés antipyrétiques, comme on lui avait supposé la faculté de s'opposer au développement des ferments.

Fièvre en général. — Un des plus fervents adeptes de la médication salicylique, Buss, de Saint-Gall, vanta ses effets fébrifuges et lui reconnut le pouvoir de diminuer à la fois la température et la fréquence du pouls chez tous les fébricitants, à la condition cependant d'en administrer deux fois plus que de quinine.

Jahn affirme qu'à la dose quotidienne de 4 à 6 grammes l'acide salicylique constitue un excellent antipyrétique capable d'abaisser la température de 1,8 à 3,6 degrés Fahrenheit, et de réduire le pouls de 10 et quelquefois de 20 pulsations.

Dans 12 cas d'affections fébriles, Nathan dit avoir toujours noté un abaissement de température très-évident, et dans un de ces cas un ralentissement de 60 pulsations; aussi l'auteur affirme-t-il que le salicylate de soude est préférable à la quinine, à la digitale et à la vératrine.

Riess déclare avoir souvent constaté dans l'espace d'une ou deux heures, après l'ingestion de l'acide salicylique, un abaissement de 2, 3 et même 6 degrés centigrades. Golldammer, Balz, Brand, et surtout Butt abondent dans le même sens.

Mais voici la série des contradicteurs : Wolfberg, à la clinique de Ziemssen, à Munich, n'a le plus souvent obtenu, dans les cas de fièvre continue ou subcontinue, que des abaissements de température passagers, insignifiants ou nuls — Zimmermann, de Greifswald, et Martelli sont arrivés aux mêmes résultats. — Pour mieux juger ces assertions contradictoires, il est utile d'entrer dans le détail des observations et de bien connaître la nature des fièvres qu'il s'agit de traiter.

Fièvres éruptives. — Les fièvres éruptives, et en particulier la variole, ont été traitées par l'acide salicylique, qui, *à priori*, semblait indiqué à la fois comme antiseptique interne et comme fébrifuge. — Schwimmer le prescrit à doses fractionnées dans 75 cas de variole, et il n'obtint que 55 guérisons. Un pareil résultat n'est point encourageant, et n'autorise point à considérer l'acide salicylique comme un spécifique des fièvres exanthématiques.

Fièvres intermittentes. — On a cherché, par les mêmes motifs, à neutraliser le miasme, et à enrayer le mouvement fébrile dans les fièvres intermittentes; elles furent combattues à l'aide de l'acide salicylique par Senator, Fischer, Rosentein de

Leyde et par Hiller. Les résultats furent variés et les succès contestables. — Si la fièvre cessa un jour ou deux, elle ne tarda pas à revenir, et dans bon nombre de cas elle ne disparut que sous l'influence du sulfate de quinine.

Voici maintenant trois observations qui prouvent clairement l'inefficacité de l'acide salicylique et du salicylate de soude.

Dans le premier cas il s'agit d'une fièvre intermittente quotidienne contractée depuis deux ans en Sologne; le sulfate de quinine n'était pas parvenu à enrayer les accès d'une manière définitive: le salicylate de soude à 10 grammes ne modifia en rien les accès.

Le deuxième cas est relatif à un mécanicien qui avait séjourné trois ans en Roumanie et pris la fièvre tierce; depuis un an le malade rentré en France ne guérit ni par la quinine, ni par le salicylate de soude. Il en fut de même pour un cas de fièvre tierce contractée en Sologne.

En présence de ces insuccès, et pour bien me rendre compte de l'action de l'acide salicylique, je conçus l'idée d'associer le médicament à la quinine; le salicylate de quinine préparé à l'Hôtel-Dieu par M. Hébert, pharmacien en chef, et par mon interne, M. Valmont, constitue un sel bien défini, stable, mais peu soluble dans l'eau, plus soluble dans l'alcool; je fis prendre 0,40 centigrammes en pilules ou en poudre, et dès le premier jour les accès disparurent.

Ainsi, là où les doses considérables de quinine avaient échoué, 30 centigrammes de salicylate de quinine suffirent pour arrêter les accès; j'eus soin de continuer cette médication pendant une quinzaine de jours, et la fièvre disparut pendant tout le reste du temps (quinze jours) que les malades séjournèrent encore à l'hôpital.

Toutefois j'ai observé en ville deux cas de fièvre intermittente, dont l'une paludéenne, à accès irréguliers, l'autre symptomatique de bronchopneumonie lobulaire. Le salicylate de quinine fut impuissant dans les deux cas, ou plutôt il fallut en élever la dose à 90 centigrammes pour obtenir un effet curatif.

Senator ne fut pas plus heureux dans plusieurs cas de fièvre intermittente, mais Brown (*Edinburgh medic. Journal*, novembre 1876) affirme qu'avec une dose de 60 centigrammes à $2^{gr},40$ il a obtenu, au bout d'une heure, un abaissement considérable de la température (jusqu'à 5 degrés Fahrenheit) et le ralentissement du pouls.

Le salicylate de quinine aurait, sur le salicylate de soude, l'avantage de ne pas provoquer de sueurs, et sur la quinine, d'éviter les bourdonnements d'oreilles et la surdité. Toutefois, il est à noter qu'en donnant $2^{gr},40$ de salicylate de quinine on prescrit réellement près de $1^{gr},60$ de quinine, en supposant que la composition de tous les salicylates de quinine soit identique à celle du médicament que nous avons employé.

Fièvre typhoïde. — C'est dans la fièvre typhoïde que le nouveau remède a été le plus préconisé, en sa double qualité d'antiseptique et d'antipyrétique. Buss a fait le premier des expériences comparatives avec 2 grammes de quinine et 4 à 8 grammes de salicylate de soude, et les résultats furent tous à l'avantage de ce dernier remède; il est vrai que le traitement était complexe et que les abaissements de température de 2 à 3 degrés étaient dus en grande partie à l'action des bains.

Riess prescrivit, pendant l'épidémie de 1875 à Berlin, le salicylate de soude à 260 typhiques; mais, bien qu'il y eût une mortalité formidable de 24 pour 100 par ce traitement, la température n'en fut pas moins abaissée de 1, 2, et même 3 degrés. Cette réfrigération continuait souvent jusqu'à la mort; le malade mourait guéri de la fièvre typhoïde; mais le plus ordinairement la réfrigération s'effaçait au bout de quelques heures, excepté dans les cas très-bénins. Dans ces cas, la défervescence se maintenait un à deux jours, et encore n'était-ce qu'à la fin de la deuxième semaine.

Au résumé, les effets furent absolument nuls au point de vue de la durée, et désastreux en tant que résultat définitif.

A la clinique de Rostock, Moeli observa également une mortalité considérable, 5 morts sur 34, tandis que par le sulfate de quinine et les bains tièdes on n'avait noté que 4 fois sur 85 une terminaison funeste.

A la clinique de Frerichs, à Berlin, Ewald, qui traita ainsi 100 malades, constata 80 fois une légère réfrigération; la température du soir ne dépassait pas celle du matin, et cependant la mortalité fut considérable. Moeli, de même qu'Ewald, notèrent des sueurs considérables qu'ils considérèrent avec raison comme indépendantes de l'abaissement de température qui, souvent, précède la sudation. La réfrigération est également indépendante du pouls, qui reste très-élevé ; en un mot, la combustion en moins, les sueurs en plus, les autres phénomènes continuant imperturbablement leur marche bénigne ou fatale. Voilà le bilan du traitement.

La clinique de Wunderlich ne fournit à Balz que des résultats transitoires ; la clinique de Munich ne donna à Wolfberg aucune conclusion favorable, et les observations faites à l'hôpital de Heidelberg furent absolument nulles.

En Angleterre, mêmes résultats.

En France, de récents essais ont été tentés par MM. Gueneau de Mussy, Hérard, Jaccoud, Oulmont ; il semble ressortir de leurs observations que la défervescence n'est que transitoire.

Dans mes observations, qui sont au nombre de 12, je n'ai jamais noté une défervescence vraie et durable, mais seulement des abaissements temporaires de la température variant de quelques dixièmes de degrés. Je n'ai trouvé une véritable réfrigération que chez deux typhiques ; le thermomètre s'abaissa de 39 à 37, mais il était survenu en même temps un délire persistant qui ne cessa que par la suppression du traitement. Il est vrai qu'immédiatement après la cessation du remède la chaleur remonta à près de 40 degrés. Or, il est inutile d'insister sur le danger d'acheter une défervescence douteuse au prix d'accidents de ce genre. La conclusion de toutes mes recherches expérimentales et cliniques est entièrement défavorable à cette médication ; l'acide salicylique ne saurait être considéré comme un antipyrétique.

Phlegmasies, pneumonie, érysipèle, phthisie. — Cette donnée s'applique aussi bien aux phlegmasies fébriles, aux fièvres symptomatiques qu'aux pyrexies spécifiques. Il n'y a pas un seul fait qui prouve en faveur de l'acide salicylique dans le traitement de la pneumonie, de l'érysipèle, ni d'aucune inflammation fébrile, ni de la tuberculose. Dans ce dernier cas il faut craindre la dépression des forces. Il n'y a qu'un seul genre de phlegmasie qui échappe à cette loi, c'est le rhumatisme aigu fébrile ; nous verrons comment il faut interpréter cette exception.

III. *Affections rhumatismales ; rhumatisme articulaire aigu fébrile ou apyrétique.*

Jusqu'ici je n'ai enregistré que des faits douteux ou négatifs. J'ai hâte d'arriver à une affection dans laquelle les préparations salicyliques offrent de précieuses ressources ; je veux parler du rhumatisme articulaire aigu.

Dans une maladie où l'élément fébrile est le plus souvent prédominant, il était naturel d'essayer un agent qui passait pour un antipyrétique énergique, et c'est ainsi qu'on s'est adressé à l'acide salicylique. Après des tentatives assez variées, Buss prescrivit jusqu'à 15 à 20 grammes de salicylate de soude aux rhumatisants ; les résultats furent satisfaisants, mais les effets toxiques devinrent prédominants ; la dose était manifestement exagérée.

C'est à Stricker qu'on doit la connaissance des véritables propriétés de l'acide salicylique (*Berliner Wochenschrift*, 1876, n°s 1 et 2). Il traita ainsi, en prescrivant 50 centigrammes à 1 gramme toutes les deux heures, 14 malades atteints de rhumatisme articulaire aigu, qui tous guérirent, la douleur cessant, la température s'abaissant en moins de quarante-huit heures. C'est, selon Stricker, le véritable spécifique du rhumatisme, c'est-à-dire l'agent le plus propre à combattre une âcreté spéciale inconnue qui existerait dans le sang des rhumatisants. Stricker a fait fausse route en croyant s'attaquer au rhumatisme ; il ne combattait, en réalité, que la douleur et la fluxion articulaire.

Riess traita de la même façon 27 malades lorsque la température dépassait 39 degrés ; il n'avait en vue que la fièvre. Or, la défervescence fut loin de coïncider toujours avec la disparition des manifestations locales ; celle-ci, en effet, précède souvent d'assez loin la chute de la température.

Léonardt-Aster observa 39 cas de guérison et un seul insuccès. C'est sur un de ces malades que ce médecin vit se développer des convulsions ; 2 furent atteints d'exanthèmes ; 12 fois il y eut des récidives.

Il suffit de citer les observations de Balz, de Steinitz, de Teuffel, Hildebrand, Putnan, Sieweking, pour retrouver les mêmes conclusions. Les journaux anglais et américains sont remplis de faits les plus caractéristiques rapportés par Towle, Hodghem, Warren et Brown, qui cite 100 cas de guérison, Moore, qui considère l'acide salicylique comme un spécifique.

En France, jusqu'à ce jour, on a recueilli bien peu d'observations sur l'efficacité de la médication salicylique contre le rhumatisme articulaire aigu. Néanmoins, plusieurs de nos collègues, MM. Laboulbène, Hérard, Oulmont, Gueneau de Mussy, Chauffard, ont fait des essais qui sont relatés dans les recueils périodiques ou dans les thèses récentes. Les communications orales de MM. Brouardel, Lasègue, Hardy sont toutes favorables à ce traitement, tandis qu'à la Société des hôpitaux des discussions vives se sont élevées entre M. Lépine, partisan de ce traitement, M. Dujardin-Beaumetz, d'une part, et d'une autre part, M. Besnier, qui doute, et M. Dumontpallier, qui nie, il est vrai, sans avoir expérimenté.

Je vais passer en revue tous les faits que j'ai pu observer tant à l'hôpital que dans ma pratique civile.

Le total est de 52 observations de rhumatisme aigu, dont 19 fébriles et 33 apyrétiques. 44 cas furent observés à l'hôpital et suivis rigoureusement par mon chef de clinique, ainsi que par mes élèves, sous ma direction. Quelques-uns de ces malades furent traités par l'acide salicylique à 6 grammes par jour; la plupart par le salicylate de soude à la dose de 10 grammes dissous dans 200 grammes d'eau, à prendre en cinq fois dans les vingt-quatre heures.

Comme le médicament est éliminé en grande partie dans les quarante-huit heures, il importe d'en continuer l'usage pendant dix à douze jours après la guérison, sans quoi les récidives sont pour ainsi dire inévitables.

Sur les 19 cas de rhumatismes fébriles, 12 étaient à leur deuxième, troisième et quatrième attaque, et presque tous avaient des lésions cardiaques. Dans ces 12 cas, la durée des attaques antérieures avait été de trois semaines à trois mois.

Or, chez tous, la durée de l'attaque traitée par le salicylate n'a pas dépassé trois jours; il n'y eut qu'une seule exception. L'âge de la maladie ne changeait rien aux résultats. Les rhumatismes datant de deux, quatre, huit, quinze jours étaient terminés au bout de deux à trois jours.

L'âge des malades n'a d'autre importance que pour le dosage du médicament. Chez deux enfants âgés l'un de huit, l'autre de douze ans, je prescrivis 2 à 3 grammes de salicylate par jour, et le succès fut complet en deux jours. La dissémination du rhumatisme et sa généralisation n'empêchèrent pas la guérison; le seul insuccès que j'ai constaté est relatif à un rhumatisme devenu mono-articulaire et localisé dans le poignet après avoir débuté par quatre jointures.

Voici ce qu'on observe généralement :

1° La cessation des douleurs; celles-ci cèdent souvent en douze à dix-huit heures ; ce phénomène est constant.

2° La fluxion articulaire cède au bout d'un à trois jours, mais jamais avant la douleur. La tuméfaction diminue, même quand il y a de l'hydarthrose, à plus forte raison si le gonflement n'atteint que les tissus périarticulaires.

3° Les mouvements redeviennent faciles et libres dès le troisième jour; j'ai vu des malades dont les membres inférieurs étaient entièrement envahis, se lever au bout de deux à trois jours.

4° La fièvre, qui, dans quelques cas, s'était élevée à 41 degrés, à 100 à 120 pulsations, ne céda jamais avant la disparition complète des douleurs.

Ceci tend à prouver une fois de plus que la fièvre dite rhumatismale n'a pas le caractère de l'essentialité, et qu'elle n'est que l'effet, non la cause des localisations du rhumatisme. Si la fièvre persiste, après que la fluxion articulaire a cessé, dans les jointures envahies, c'est qu'elle annonce une nouvelle phlogose dans d'autres articulations, et c'est pourquoi il importe, dans cette occurrence, de continuer le traitement plus longtemps.

5° *Analyse de 33 cas apyrétiques.* — Dans les cas du rhumatisme aigu ou subaigu apyrétique, les résultats favorables ont été exactement les mêmes que dans le rhumatisme fébrile, et je suis étonné de l'assertion de Stricker qui nie les effets du salicylate dans les affections subaiguës.

Sur les 33 malades, dont la moitié environ avaient éprouvé des attaques antérieures ayant duré quatre, six et même douze semaines, il n'y en eut pas un seul qui ne fût guéri en deux à trois jours à la fois des douleurs et du gonflement articulaire;

tous purent se lever et marcher après trois à quatre jours de traitement. Néanmoins la guérison ne pouvait être considérée comme acquise qu'à la condition de continuer le traitement pendant dix à quinze jours au moins, sans quoi les rechûtes étaient presque inévitables. La raison en est simple : le médicament s'élimine rapidement et il rare qu'on en retrouve des traces dans les urines après trois à quatre jours ; ce n'est que dans deux ou trois cas exceptionnels que j'ai encore retrouvé l'acide salicylique dans les urines le cinquième et le sixième jour; il ne faut donc pas compter sur une action prolongée du médicament.

6° *Rechutes.* — Il m'est arrivé parfois de supprimer le médicament à dessein ; la rechute s'ensuivait ; je prescrivais à nouveau le même traitement, et l'effet thérapeutique se produisait comme au début de l'attaque; sur 4 malades j'ai vu ces alternatives se répéter trois fois et toujours la guérison s'en est suivie en un ou deux jours. Je conclurai en disant, que les rechutes sont nulles quand on continue la médication, qu'elles sont très-fréquentes si on supprime le traitement au bout de quatre à cinq jours, enfin, qu'on peut toujours les maîtriser par le même moyen thérapeutique.

Au début de mes essais, je prolongeais le séjour des malades à l'hôpital, pour observer la marche de la maladie ; aujourd'hui au bout de quelques jours je leur permets de sortir, à la condition de continuer l'usage du médicament, que nous n'avons pas encore pu nous procurer d'une manière officielle, bien que l'abréviation de la durée du séjour des malades dans les salles constituât pour l'Assistance publique une véritable économie.

7° *Effets de la médication salicylique sur les complications.* — Une grave question s'agitait au début de ces essais ; la médication salicylique exerce-t-elle une influence favorable ou défavorable sur le développement ou sur la marche des complications ou des accompagnements si fréquents du rhumatisme articulaire? Tout d'abord mettons hors de cause l'anémie qui est si fréquente à la suite du rhumatisme, surtout lorsqu'il se prolonge; il était naturel de supposer qu'en abrégeant la maladie on empêcherait la production de ses effets débilitants, de son action dénutritive ; c'est en effet ce qui a lieu : l'anémie rhumatismale manque totalement.

Il s'agit surtout des lésions cardiaques qui accompagnent si fréquemment le rhumatisme. Lorsque les lésions valvulaires préexistaient par suite d'attaques antérieures, les préparations salicyliques ne les modifiaient en aucune façon; dans plusieurs cas, voyant survenir la dyspnée d'une part, et l'œdème d'autre part, j'avais pu concevoir la crainte d'une influence nuisible de la médication sur la marche de la maladie cardiaque; mais on eut beau supprimer l'usage du médicament, les mêmes phénomènes persistèrent, et ne purent par conséquent être attribués à la médication.

Dans une autre catégorie de faits (3 cas), l'endocardite existait récemment, c'est-à-dire depuis l'attaque rhumatismale elle-même; la médication n'enraya point le cours de l'affectioncardiaque, mais ne l'aggrava non plus en aucune façon.

Dans une troisième catégorie de malades, qui entrèrent à l'hôpital dans les trois premiers jours de la maladie, je ne vis pas se développer un seul cas d'inflammation soit du péricarde, soit de l'endocarde; il était logique de supposer qu'en abrégeant la maladie articulaire, on préviendrait l'envahissement des membranes du cœur; ainsi si le traitement est institué d'emblée, on peut espérer la localisation, la limitation de la maladie aux tissus séreux articulaires; toutefois je dois mentionner quelques faits contraires qui ont été observés en Allemagne et qui semblent mettre en doute l'immunité du cœur; mais ces observations ne sont pas correctes; elles n'indiquent pas la durée de la maladie avant l'institution du traitement.

Je résume cette importante question, en disant que le salicylate de soude est de *nul effet sur les lésions préalables du cœur, et que, employé au début de la maladie, il peut empêcher l'envahissement des séreuses internes en enrayant immédiatement la maladie.*

J'ajoute que, dans aucun cas, malgré la disparition rapide du rhumatisme, il n'est survenu de complication cérébrale.

8° *Durée de la maladie par la médication salicylique.* — La durée de la maladie est singulièrement abrégée par la médication salicylique. En deux ou trois jours les douleurs, le gonflement des jointures, la fièvre, tout est terminé.

Or, ici il ne s'agit plus de séries heureuses; tous les malades indistinctement (52) ont bénéficié de l'immense avantage de l'abréviation de la maladie ; je sais à l'avance les objections de certains savants, rebelles à tout progrès, comme à toute démonstration rigoureuses. On dira : la maladie est ondoyante et diverse ; on rappellera les déceptions causées par les médications tant vantées et si vite oubliées ; on invoquera les bienfaits de l'expectation et le désespoir des médecins qui ont fini par se réfugier dans le petit-lait. Ma réponse est dictée par cette sage réflexion d'un de nos grands cliniciens, de Chomel qui demandait, pour être convaincu, qu'on lui montrât 30 à 40 malades guéris en quatorze jours ; — j'en montre 51 sur 52, guéris en deux à trois jours.

Voulez-vous juger d'ailleurs des séries? — voici un médecin distingué et non prévenu, Lebert, qui, sur une statistique de 108 cas, en trouve 10 ayant duré de cinq à quinze jours, 58 de seize à trente-cinq jours, 40 de trente-six à cinquante-cinq jours et au delà ; donc 10 sur 108 ont guéri en cinq et quinze jours ; 98 ont attendu leur guérison trente-six jours en moyenne.

9° *Comparaison avec les autres méthodes de traitement.* — Parmi ces méthodes je trouve tout d'abord la méthode antiphlogistique, qui certainement abrégeait le plus, au dire de M. Bouillaud, la durée de la maladie, et on sait quel est l'avantage de *faire vite* en pareil cas ; or les cas les meilleurs dépassent en durée les cas les plus réfractaires de la médication salicylique.

Je ne parle pas du nitrate de potasse, de la digitale, du tartre stibié à haute dose, de la vératrine, de l'aconit, des antithermiques, en un mot de toute la série des antipyrétiques employés en pareil cas ; les statistiques qui s'y rapportent sont désastreuses au point de vue de la durée et même de la gravité de la maladie.

Y a-t-il de meilleurs résultats par les acides végétaux, et surtout par les alcalins si vantés en Angleterre, en Allemagne et même en France, comme action énergique, prompte et propre à prévenir les complications? Il semble, d'après les médecins anglais (Dick, Chambers), que les alcalins aient diminué le chiffre des maladies concomitantes du cœur, jusqu'à l'abaisser à 5 pour 100.

Outre la méthode antipyrétique, outre les agents d'oxydation (acides et alcalins), on a vanté la méthode évacuante, sudorifique par le jaborandi, ou par son alcaloïde, la pilocarpine, que j'ai essayée plusieurs fois sans rien produire, si ce n'est une salivation pénible, des vomissements fréquents et une diaphorèse inutile.

Il me resterait à indiquer les médications calmantes par l'opium ou la morphine en injections, le bromure de potassium, le chloral; ce sont là des moyens palliatifs pour calmer les douleurs.

En tant que médications systématiques, et douées de propriétés sédatives, je citerai le colchique, qui jouit d'une réputation plus méritée dans le traitement de la goutte, la propylamine, déjà vantée par Avenarius il y a vingt ans, et bientôt oubliée, malgré les belles expériences de Dujardin-Beaumetz, le cyanure de zinc préconisé par Lutton; l'acide phénique dilué au centième, injecté sous la peau, et qui, d'après Kunze et Senator, produit immédiatement la sédation; de ces médications, qu'on pourrait appeler analgésiantes, le traitement par le sulfate de quinine' est le seul qui soit, et à juste titre, resté dans la science.

Or, en lui comparant la salicylate de soude, je constate que si le sulfate de quinine diminue les douleurs comme le salicylate, il le fait lentement et au prix d'une véritable intoxication. Il abaisse davantage et plus sûrement la température et le pouls; mais son action, qui est surtout antifébrile, ne saurait se comparer à l'effet prompt, décisif, et inoffensif du salicylate.

Rhumatisme musculaire aigu. — Nous avons vu chez deux malades une contracture douloureuse des muscles du cou céder en deux jours, sous l'influence de la médication salicylique; dans un autre cas caractérisé par des douleurs musculaires, généralisées et fébriles, datant déjà de quinze jours, et ayant produit une roideur douloureuse des membres, ainsi que du tronc, la même médication réussit complétement, et d'une manière définitive en deux jours.

J'ai observé également des effets favorables par le même traitement dans deux cas de lumbago, dont la cause parut difficile à déterminer.

Rhumatismes ou arthrites blennorrhagiques. — Les affections articulaires connues sous le nom de rhumatismes ou d'arthrites blennorrhagiques, ou de synovites blennorrhagiques ne nous ont pas paru se modifier d'une manière notable par la médication salicylique, et bien que Léonardt Aster cite un cas de guérison, nous ne pouvons établir une influence réelle du médicament sur ces lésions ordinairement peu douloureuses et caractérisées surtout par des hydarthroses ou par des inflammations tendineuses.

Diverses affections rhumatismales; chorée. — Il était naturel, à cause des liens étroits qui unissent la chorée au rhumatisme, de tenter l'application de la médication salicylique à la chorée rhumatismale; mais en traitant ainsi trois choréiques, nous nous sommes aperçus bien vite que le médicament n'a pas de prise sur la chorée. J'en dirai autant de toutes les affections rhumatismales qui ne sont pas le rhumatisme articulaire, musculaire ou névralgique.

Rhumatismes chroniques. — Arthrites sèches. — Arthrites déformantes et noueuses.

Il s'agit ici de rhumatismes graves et rebelles; aussi je ne parle pas des arthrites sèches, sur lesquelles M. Gosselin vient d'appeler à nouveau l'attention à propos des difficultés du diagnostic de l'arthrite sèche coxo-fémorale; j'insiste sur une première série de faits compris sous le nom d'*arthrites chroniques localisées ou générales, simples*, et se développant soit d'emblée, soit à la suite de rhumatismes aigus.

Dans une deuxième série de faits, il faut ranger ces arthrites scléreuses, ce rhumatisme chronique fibreux, dont Jaccoud a décrit le type et qui s'accompagnent de déformations ou même d'atrophies apparentes.

Une troisième série de faits, de beaucoup la plus importante et la plus fréquente, comprend cette arthrite noueuse ou déformante dont Charcot a fourni une excellente description; c'est l'arthrite osseuse, proprement dite, envahissant progressivement les synoviales, les cartilages, le tissu osseux articulaire, lequel finit par s'éburner après avoir subi les lésions hypertrophiques les plus graves.

C'est dans ce rhumatisme osseux qu'on observe le plus nettement les déviations des doigts, des mains, des pieds, les déformations des os, le déplacement des articulations, les bourrelets osseux, les atrophies ou les engorgements des tissus périarticulaires, extra-synoviaux, avec les rétractions des muscles et des tendons voisins.

Une quatrième et dernière série de faits se rapporte aux arthrites d'origine spinale, sur lesquelles on a élevé des doutes récemment.

Il reste encore à citer les nodosités partielles des doigts, décrites par Héberden et qui ont également leur siége dans le tissu osseux.

J'ai surtout en vue les rhumatismes chroniques simples, les scléroses, les arthrites osseuses, qui doivent d'autant plus nous occuper, que les uns et les autres déterminent à certains moments de véritables exacerbations aiguës, douloureuses, graves ; ce sont des attaques de rhumatisme aigu, greffées sur les diverses formes de rhumatismes chroniques.

Or la première idée que je conçus d'appliquer le traitement salicylique au rhumatisme chronique, se rapporte précisément à ces exacerbations si fréquentes et si pénibles du rhumatisme chronique. Mes prévisions se réalisèrent de la façon la plus heureuse. Ces attaques aiguës disparurent exactement, comme le rhumatisme articulaire aigu, au bout de trois ou quatre jours; j'ai pu l'observer trois fois à l'hôpital, deux fois en ville; mon ami Bouchard, médecin de Bicêtre, a vérifié les mêmes faits sur quatre vieillards atteints de rhumatisme chronique exacerbant.

Il est à noter que ces paroxysmes cèdent en général très-difficilement ; les injections de morphine, le bromure de potassium, le chloral, les applications froides ou ne réussissent pas ou ne peuvent pas être continuées à cause de la longueur de ces accès, la morphine produisant souvent le dégoût, le bromure de potassium la débilité générale, le chloral une somnolence exagérée et nuisible.

Le salicylate de soude est d'autant plus important, qu'on obtient la cessation des douleurs, avec de fortes doses, en quelques jours et qu'ensuite on peut maintenir le résultat obtenu tout en diminuant la dose.

Pendant que je traitais les paroxysmes, j'ai souvent été frappé de la diminution des engorgements périarticulaires et de la roideur musculaire; cette observation me conduisit à prescrire le même traitement dans les rhumatismes chroniques proprement dits, non exacerbants, et voici à cet égard les résultats obtenus.

Dans deux cas de rhumatisme chronique simple, occupant les deux genoux et les coudes, je vis disparaître en trois jours l'inflammation des articulations, qui datait déjà de six mois et avait empêché les ouvriers de se livrer à leur travail ; il resta chez l'un d'eux un certain degré de roideur dans l'articulation du coude droit.

Chez un troisième malade, qui me fut adressé à l'hôpital, il s'agissait d'arthrites chroniques généralisées, non déformantes, qui depuis onze ans obligeaient cet homme au repos pendant quatre à six mois par an ; cette fois-ci, il sortit de l'hôpital au bout de six jours, parfaitement libre dans toutes les jointures.

Chez cinq malades de la ville j'observai exactement les mêmes phénomènes; la tuméfaction des jointures, qui datait de plusieurs mois, et même, chez l'un des malades, de trois ans, cessa au bout de six à huit jours, pour ne plus reparaître, la médication n'ayant pas été interrompue un seul jour pendant un mois.

Ainsi voilà déjà, outre la catégorie des exacerbations, toute la série des rhumatismes chroniques simples, d'emblée ou consécutifs, qui cèdent rapidement par le traitement, sans que d'ailleurs il y eût le moindre adjuvant, c'est-à-dire sans qu'il y eût addition de bains thermaux, ni de fumigations, ni d'aucune médication interne.

Une deuxième catégorie de faits se rapporte aux rhumatismes scléreux. J'ai observé une arthrite de ce genre occupant l'épaule et le coude gauches, avec atrophie commençante du membre et rétraction : en huit jours la guérison fut complète. Mais le fait le plus étonnant de ce genre se rapporte à une dame qui, deux ans après une fracture de l'épaule droite, présentait une véritable rétraction des doigts, avec atrophie de la main, gonflement considérable des phalanges, douleurs vives par le moindre mouvement et immobilité presque complète des doigts en demi-flexion. Cette malade, chez laquelle un de nos collègues reconnut parfaitement un rhumatisme osseux et fibreux, devait partir pour les eaux de Bourbonne-les-Bains, lorsque, il y a huit jours, elle vint me consulter pour ce mal qui remontait à près de deux ans : en six jours toute trace de rétraction avait disparu ; plus de douleurs, souplesse parfaite de la main.

J'arrive à une troisième catégorie qui, jusqu'ici, a pour ainsi dire défié toute la matière médicale : je veux parler des arthrites déformantes, qui ont été traitées successivement et sans aucune espèce de succès, tantôt par les alcalins, tantôt par les bains arsenicaux, par la teinture d'iode à l'intérieur, par l'huile de foie de morue, et à l'extérieur par l'hydrothérapie, les eaux minérales sulfureuses ou salines, par les courants continus. Personne ne peut affirmer la supériorité de telle ou telle médication, bien que je trouve dans un numéro récent d'un journal de médecine l'histoire d'un merveilleux cas de guérison par les bains arsenicaux, que M. Gueneau de Mussy a depuis longtemps préconisés ; or, à la sixième ou septième ligne de l'observation, on lit ceci : « On employa le salicylate de soude à 4 grammes, et la guérison ne se fit pas attendre. »

Observations de rhumatisme noueux. — Voici maintenant le bilan de mes observations : Chez deux vieillards traités à l'hôpital, aucun succès ; dans un troisième cas d'arthrite noueuse, chez un homme encore jeune, il y eut une amélioration considérable.

Dans ma pratique civile, trois cas des plus remarquables. Il s'agit, dans le premier cas, d'une arthrite noueuse, qui durait depuis seize ans, chez un homme âgé aujourd'hui de soixante ans. La maladie avait envahi les quatre grandes articulations des membres inférieurs, la colonne vertébrale, les poignets et les doigts ; la marche était impossible, le tronc était pour ainsi dire immobile, la préhension des objets, l'écriture, étaient impraticables depuis deux ans. Après quinze jours de traitement toutes les articulations supérieures étaient dégagées, et il ne reste plus aujourd'hui qu'un certain degré de roideur des articulations tibio-tarsiennes.

Le deuxième cas de ce genre se rapporte à une arthrite noueuse des genoux et des doigts.

Le troisième cas est des plus graves : une dame de quarante-deux ans, que je soigne avec M. Briau, a, depuis deux ans, des arthrites noueuses des genoux, des cous-de-pied, des petites articulations des pieds, des poignets, des doigts, des coudes. Cette maladie, des plus douloureuses, avait déterminé pendant un an une fièvre intense avec une anorexie des plus marquées et une insomnie qui n'a pas cessé un seul jour depuis le début de la maladie.

Au bout de huit jours, malgré la difficulté de faire supporter 8 grammes de salicylate de soude, les jointures supérieures étaient libres, les douleurs nulles, les genoux dégonflés; les pieds restèrent œdémateux. Le progrès est des plus évidents, mais la guérison n'a pas fait de progrès à cause de la difficulté de faire supporter au delà de 4 à 5 grammes de sel salicylique.

Je résume cette partie de mes recherches. Jamais on n'avait soupçonné l'utilité de la médication salicylique dans le traitement des diverses espèces de rhumatismes chroniques. Or, le rhumatisme avec paroxysmes guérit immédiatement; les rhumatismes chroniques simples cèdent avec la même facilité; les rhumatismes scléreux ou fibreux rentrent exactement dans le même cas; enfin, dans les arthrites noueuses on arrive, par ce traitement, dans la plupart des cas, à des modifications considérables, et surtout à la cessation totale des douleurs.

Maintenant nous devons ajouter que, dans ces derniers cas, la guérison ne peut s'obtenir qu'au prix des inconvénients déjà signalés : les bourdonnements d'oreilles, les bruissements dans la tête, la surdité plus ou moins considérable, et au début du traitement des anxiétés plus ou moins durables.

A la longue, et tout en maintenant les mêmes doses, on peut espérer voir une atténuation de ces accidents qui constituent ce que j'appellerai le salicylisme; pour le reste de l'organisme il n'y a aucun effet à craindre.

V. *Goutte aiguë et chronique.*

Les propriétés analgésiantes du salicylate de soude dans les affections rhumatismales m'ont suggéré la pensée d'appliquer cette méthode de traitement à cette maladie si complexe qu'on appelle la goutte ; on n'avait pas songé à utiliser ce remède en pareille circonstance, lorsqu'il y a cinq mois j'instituai mes premiers essais, et l'observation clinique ne tarda pas à justifier complétement mes prévisions thérapeutiques. Je constatai, en effet, non-seulement la disparition presque immédiate des douleurs, mais encore la prompte cessation des fluxions articulaires; les accès de goutte aiguë étaient surmontés en quarante-huit heures.

Mais il y a plus. Étendant le domaine de cette médication à la goutte chronique, je ne fus pas peu surpris d'obtenir la résolution des engorgements articulaires les plus anciens, la diminution, parfois même la disparition presque complète des tophi et le retour des mouvements dans les articulations qui, depuis des mois et des années, avaient subi les atteintes de la goutte, jusqu'à la formation de fausses ankyloses.

Ces résultats si inespérés dépassèrent même sensiblement ceux que la médication salicylique produit dans le traitement des arthrites déformantes. En effet, la nature des lésions articulaires, la constitution de la maladie tout entière se prêtent bien mieux à l'action du remède que les lésions osseuses profondes du rhumatisme noueux; d'une autre part, l'altération spéciale du sang qui constitue la goutte, comparée aux modifications tout à fait hypothétiques du liquide sanguin dans le rhumatisme, explique jusqu'à un certain point les effets plus favorables de la médication dans la goutte que dans le rhumatisme.

Quels sont, en effet, les caractères de la goutte?

C'est une maladie chronique, constitutionnelle, le plus souvent héréditaire, caractérisée :

1° Par un excès d'acide urique dans le sang et une diminution correspondante dans les urines.

2° Par des fluxions articulaires aiguës suivies d'une élimination plus marquée de l'acide urique par les reins.

3° Par des dépôts d'urates dans les articulations et les tissus fibro-musculaires, dépôts appelés tophi; c'est la goutte articulaire chronique, la podagre, qui passe elle-même souvent par des exacerbations plus ou moins souvent répétées.

4° Par des lésions transitoires ou permanentes des organes les plus importants, tels que l'estomac, le cœur, les vaisseaux, les poumons, les reins, la peau; de là la goutte stomacale, les dégénérescences athéromateuses, quelquefois uratiques des vaisseaux, particulièrement de ceux de l'encéphale; de là l'asthme goutteux, l'angine de poitrine, les arthritides, et enfin la gravelle, l'infarctus urique des reins et l'altération grave décrite sous le nom de reins goutteux.

L'excès d'acide urique dans le sang, ou uricémie, bien connue depuis les travaux de Garrod, se traduit par 28 à 175 milligrammes d'acide urique pour 1000 grammes de sang, au lieu de traces à peine appréciables que ce liquide contient à l'état normal. Il s'agit de savoir comment on peut modifier cet état du sang, et par conséquent de rechercher avant tout l'origine de cette accumulation anormale de l'acide urique.

Théories de la goutte. — On a, à cet égard, admis plusieurs interprétations. La première peut se formuler ainsi : sous l'influence d'une alimentation très-azotée, surtout s'il y a en même temps défaut d'exercice, ces principes alimentaires ne subissaient qu'une combustion incomplète; au lieu de se transformer en urée, qui est le dernier terme de la combustion des matières albuminoïdes, ils donnent lieu à un produit moins avancé d'oxydation, c'est-à-dire à l'acide urique qui s'accumule dans le sang, la lymphe et les tissus.

Cet acide se forme principalement dans la rate; il s'y retrouve en grande quantité pendant et après la digestion, et ce qui le prouve, c'est que les urines en contiennent un excès pendant plusieurs heures après l'ingestion des aliments. Ainsi une nourriture trop riche agit doublement pour forcer la production de l'acide urique, d'abord en apportant à l'économie plus de matériaux, et, d'une autre part, en excitant outre mesure les fonctions de la rate.

Le genre d'aliments le plus favorable à la production de la goutte, c'est surtout le régime azoté (Lehman, Ranke); il faut citer ensuite la graisse en excès (Meisner et Koch) qui empêche la combustion complète des tissus; puis les substances qui contiennent de l'asparagine et du malate de chaux; on a indiqué enfin, à tort, l'alcool, qui absorberait l'oxygène à son profit pour se comburer, et empêcherait ainsi l'oxydation complète des matières albuminoïdes et leur transformation en urée. Mais la combustion de l'alcool dans l'économie est, dans tous les cas, très-incomplète, et la plus grande partie de l'alcool passe inaltérée dans les tissus et les liquides sécréteurs. On sait d'ailleurs que les alcooliques qui peuplent nos hôpitaux n'ont pas la goutte; il faut d'autres conditions alimentaires; j'ai signalé surtout une nourriture copieuse et le régime fortement azoté et graisseux.

Comme condition accessoire, on a insisté sur la vie sédentaire en disant que le défaut d'exercice, en diminuant l'absorption de l'oxygène, empêche la combustion complète de l'acide urique, tandis que par une profession active ou par des exercices musculaires on favorise l'entrée de l'oxygène dans le sang, par conséquent la combustion complète des principes albuminoïdes, et la formation de l'urée aux dépens de l'acide urique.

Il y a là autant d'erreurs que de mots : car, d'une part, l'exercice musculaire n'augmente jamais la quantité minime de l'urée dans les muscles, ni l'élimination de l'urée par les urines; d'une autre part, les goutteux, soit avant, soit pendant leurs accès, soit dans l'intervalle, présentent toujours la quantité normale d'urée dans leurs urines, quantité qui ne varie, comme dans l'état physiologique, que par le chiffre des principes azotés qui ont été absorbés.

Pour ce qui est de l'influence de l'exercice sur l'élimination de l'acide urique, les opinions sont d'ailleurs absolument contradictoires.

Du reste, l'uricémie d'origine alimentaire n'a pas besoin d'auxiliaire pour se produire; si elle existe, c'est par le seul fait de l'introduction des principes azotés en excès ou par l'addition de certains aliments, comme la graisse qui détourne l'oxygène de sa destination, ou par l'usage de certaines substances facilement transformables en acide urique.

Il semble donc que l'uricémie soit une question de chimie ou d'hygiène alimentaire, et que pour guérir la goutte il suffise de modifier le régime.

Mais voici des objections des plus graves.

Injectez de l'acide urique dans le sang d'un chien, cet acide se transforme en urée (Frerichs et Wöhler); mais comment se fait-il que l'animal continue à éliminer encore de l'acide urique comme auparavant? Pourquoi reste-t-il de l'acide urique dans les urines? Pourquoi n'y a-t-il pas transformation totale en urée? La réponse est celle-ci : c'est que la fonction uricémique est normale, indestructible. Voici une autre objection : sous l'influence du régime en général la quantité d'acide urique éliminé par les urines subit de bien moindres variations que l'urée ; ainsi par une alimentation mixte, les urines contiennent 0,50 à 0,80 centigrammes d'acide urique pour 1000 grammes d'urine et 23 grammes d'urée; par une alimentation azotée 0,90 centigrammes d'acide et 86 grammes d'urée ; l'urée a donc triplé, tandis que l'acide urique est à peu près resté stationnaire. D'où vient que le régime azoté presque exclusif joue un rôle si mal dessiné dans la production de l'uricémie ? la réponse est très-nette et constitue une troisième objection à l'uricémie alimentaire.

Pettenkoffer et Voit ont démontré que chaque fois qu'on fait usage d'une alimentation trop azotée, on absorbe une plus grande quantité d'oxygène, et celle-ci est suffisante pour brûler entièrement les composés albuminoïdes et les transformer en urée. Il s'établit une sorte d'accommodation entre l'alimentation albuminoïde et la proportion d'oxygène absorbé.

Ainsi l'uricémie n'est pas le résultat exclusif d'un régime trop albuminoïde; l'alimentation la plus préjudiciable et la plus propre à développer la goutte serait une alimentation azotée abondante, combinée avec le sucre, la gélatine, la graisse; dans ce cas il y a moins d'oxygène absorbé que dans le premier cas ; les oxydations par conséquent diminuent ; il se développe de la graisse dans les tissus; il se fait, par suite de cette consommation luxueuse, un véritable engraissement, et peut-être un excès d'acide urique dans le sang et les tissus. Ainsi, dans ces cas, l'uricémie est relative, en ce sens que l'acide urique ne se transforme pas en urée et s'accumule. Il reste toujours alors à expliquer la goutte des individus maigres et la goutte des pauvres, qui, il est vrai, est fort rare.

Pour éluder ces difficultés, on a imaginé une théorie qui n'a plus de rapport avec la théorie alimentaire ; on admet que l'acide urique est retenu dans le sang par insuffisance de l'élimination à travers les reins (Garrod).

Il est des animaux qui se prêtent à merveille à ce genre de démonstration ; ce sont les oiseaux qui, naturellement, n'éliminent par les urines que de l'acide urique ; Zalesky en liant les uretères à un oiseau produit une accumulation de cet acide et d'urates dans la lymphe, puis dans le sang, et finalement un dépôt uratique dans les organes périphériques.

Mais chez le goutteux il n'y a aucun obstacle à l'élimination de l'acide urique, du moins au début de la maladie, les reins sont parfaitement intacts; ils ne deviennent le siége de lésions atrophiques ou de dépôts d'urates qu'à une période avancée de la maladie; leur insuffisance d'action ne saurait donc être invoquée comme cause de l'accumulation de l'acide urique dans le sang.

Ainsi l'hypothèse de l'uricémie par rétention ne saurait se soutenir.

Voici une troisième théorie qui n'admet ni une rétention, ni un excès de production de l'acide urique; elle est basée sur l'insolubilité de l'acide urique dans le sang, sous l'influence de certaines conditions de régime; le régime azoté introduit dans le sang un excès d'acide phosphorique (phosphates) et d'acide sulfurique, qui s'emparent des bases alcalines, de manière à empêcher la transformation de l'acide urique qui est à peine soluble, en urate de soude soluble. — Mais, en pareil cas, comment se fait le dépôt d'acide urique dans les tissus et les articulations?

On ne pourrait expliquer ainsi que la formation de la gravelle et non de la goutte. La gravelle, en effet, résulte de l'état insoluble de l'acide urique dans les urines qui sont trop concentrées pour le dissoudre; lorsque ce liquide n'est pas suffisant pour diluer l'acide urique ou les urates contenus dans les reins, il se forme des dépôts cristallins d'urates dans les reins et la vessie; c'est la gravelle urique.

Mais la gravelle urique n'est nullement synonyme de goutte. D'abord les urines des graveleux ne contiennent pas un excès d'acide urique, mais simplement de l'acide urique cristallisé ou amorphe non dissous; puis la gravelle peut exister sans la goutte, et enfin parmi les goutteux, il en est tout au plus un sur quatre qui soit affecté à la fois de la goutte et de la gravelle.

Ainsi les deux dernières théories sont inadmissibles; il n'existe pas de diathèse urique par rétention de l'acide urique, ni par accumulation de cet acide resté insoluble; il ne reste donc que l'uricémie d'origine externe, c'est-à-dire due à un excès de substances albumineuses; mais comme l'ingestion de ces matières protéiques entraîne une absorption plus considérable d'oxygène, qui les brûle jusqu'à les transformer en urée, il en résulte que le régime le plus nuisible est celui qui comprend non-seulement les principes azotés, mais encore une grande quantité de graisse, ou de gélatine, ou de sucre; en pareil cas, l'absorption d'oxygène étant normale, ces substances additionnelles emploient pour leur propre compte une certaine quantité d'oxygène qui devait augmenter les combustions, c'est-à-dire la formation de l'urée, en proportion des aliments et des tissus albuminoïdes. On s'explique ainsi le chiffre normal de l'urée éliminée chez les goutteux, malgré la quantité exagérée de principes azotés introduits dans l'organisme; c'est là une première fonction des aliments additionnels hydrocarburés ou gélatineux; ils empêchent les tissus organiques de s'user; ce sont des moyens d'épargne pour l'organisme; ils ont une autre fonction, c'est de favoriser ainsi la transformation des tissus ou principes albumineux en graisse.

On s'explique ainsi l'état *habituel* des goutteux; mais il y a à cette règle de nombreuses exceptions, et on ne saurait s'expliquer par l'uricémie d'origine alimentaire le développement de la goutte en général. L'uricémie acquise n'est pas absolument démontrée, et l'influence du régime n'est pas à l'abri de toute objection; qu'il nous suffise de constater la diathèse urique, sans affirmer qu'elle est exclusivement d'origine externe, sans oublier qu'il existe en pathologie des vices de nutrition, des déviations ou des exagérations du type normal; le type du genre est la *glycémie diabétique*, dont l'origine extérieure n'est pa toujours facile à démontrer; telle est la fonction uricémique, qui étant exagérée constitue la goutte ou du moins son véritable caractère chimique et biologique; la goutte, en effet, dans les trois quarts des cas, constitue une maladie héréditaire et toujours une maladie constitutionnelle chronique avec ou sans manifestations aiguës.

Déductions thérapeutiques. — Il résulte de cette discussion que le régime alimentaire n'est guère en jeu dans la production nouvelle des accès; que l'oxygénation n'exerce qu'un rôle douteux, et que l'indication principale est de faciliter l'élimination de l'acide urique ou d'empêcher sa formation en excès.

Or, voici ce que fait le salicylate de soude : tout d'abord, chez les graveleux, il favorise manifestement l'élimination de l'acide urique, sans pour cela exercer une action diurétique constante; parfois aussi, chez les goutteux non atteints de gravelle, on peut constater jusqu'à 1 et demi à 3 grammes d'acide urique par litre d'urine.

D'une autre part, l'acide salicylique, en se transformant partiellement dans l'organisme en acide salicylurique, présente un autre avantage; en effet, il s'annexe du glycocolle puisé dans divers organes, notamment dans le foie, peut-être dans les reins, et devient ainsi un acide copulé, qu'on appelle salicylurique; celui-ci enlève à l'économie une certaine quantité de glycocolle, principe albuminoïde important. Sous ce rapport, l'acide salicylique ressemble de tous points à l'acide benzoïque, qui puise également du glycocolle dans les organes, et sort en grande partie par les reins sous forme d'acide conjugué, appelé acide hippurique; or, l'acide benzoïque et les benzoates jouissent dans le traitement de la goutte de propriétés curatives bien établies; le salicylate de soude leur est toutefois supérieur de tout point, car il possède en outre la propriété d'agir promptement sur l'élément douleur et sur les fluxions articulaires, tandis que les benzoates de soude ou de lithine ne produisent rien de semblable. Ainsi, en résumé, le salicylate de soude a des propriétés multiples : le pouvoir analgésiant, l'action décongestive ou résolutive, la propriété éliminatrice dans certains cas, enfin la faculté d'user en partie le glycocolle, qui constitue une substance albuminoïde des plus importantes.

Résumé d'observations de goutte aiguë. — J'ai traité sept malades atteints de goutte aiguë. Le premier est un malade âgé de cinquante-quatre ans, qui a la goutte depuis vingt ans; ses accès se répètent trois à quatre fois par an, et n'ont pas une durée moindre de quatre semaines; le 15 janvier, la maladie se manifesta avec intensité dans le poignet droit, dans le genou et l'articulation tibio-tarsienne gauches; les douleurs, la tuméfaction étaient des plus prononcées. A la suite de l'usage quotidien de 10 grammes de salicylate de soude, tous les phénomènes indiqués disparurent en trois jours, et les articulations reprirent leur souplesse.

Mêmes résultats sur un artiste célèbre âgé de soixante-quinze ans, sujet depuis trente ans à des accès; deux jours de traitement, disparition de tous les phénomènes fluxionnaires sans que la médication portât la moindre atteinte à la santé générale.

Chez un malade qui a des tophus nombreux aux doigts et aux genoux, la maladie procédant par attaques très-douloureuses, qui duraient habituellement plusieurs semaines, le salicylate de soude à 10 grammes fit cesser les douleurs en vingt-quatre heures ; le même remède fut continué ensuite à la dose de 5 grammes, et les tumeurs tophiques diminuèrent d'une manière très-marquée.

Chez un autre malade, que je traitais depuis longtemps par l'iodure de potassium à 3 grammes par jour, et qui depuis deux ans n'avait pas eu d'accès, il survint un accès très-violent et étendu, qui céda en quatre jours sous l'influence des préparations salicyliques.

Il est inutile de citer les autres observations, elles présentent la plus parfaite analogie; cessation rapide des douleurs, puis diminution des fluxions articulaires et guérison de l'attaque en trois à quatre jours.

Les mêmes phénomènes ont été observés sur deux malades par un agrégé distingué de la Faculté, le docteur Bouchard.

Observations de goutte chronique. — Ces observations, au nombre de quatorze, comprennent la goutte chronique sous toutes ses formes; un seul de ces malades présentait le type de la goutte asthénique indolente, localisée dans les deux poignets et les deux articulations tibio-tarsiennes; chez ce malade, la médication réduisit au bout de quinze jours très-sensiblement le volume des jointures affectées.

Chez les treize autres, la maladie occupait et immobilisait depuis plusieurs mois, et même chez deux malades depuis trois ans, toutes les jointures des membres inférieurs, en y produisant des douleurs vives par le moindre mouvement ou même au repos; ces articulations, principalement des genoux, des pieds et des orteils, présentaient une tuméfaction considérable, avec rétraction des membres, empâtement de tous les tissus périarticulaires. Chez cinq de ces malades, condamnés ainsi au repos, la goutte avait envahi en même temps les poignets et les petites articulations des phalanges, de manière à empêcher la préhension des objets et l'écriture; de plus, sur deux de ces patients on put constater une demi-ankylose de l'épaule et du coude d'un côté; enfin dix malades sur treize présentaient des tophi en divers points du corps, soit près, soit loin des articulations. Voilà l'état local des malades lorsque je commençai le traitement; les organes internes étaient intacts, à l'exception du cœur, que chez deux malades je trouvai frappé d'arrythmie avec dégénérescence graisseuse et un léger œdème des pieds. Chez deux autres je notai la gravelle urique; chez un troisième, des traces d'albumine dans les urines.

Tous ces malades indistinctement avaient subi les traitements les plus divers, qui sont en usage en pareil cas, et qu'il me suffit d'énumérer.

1° Les préparations de colchique sous les formes les plus variées, teinture, vins, élixirs, pilules, sirops, préparations faites soit avec les semences, soit avec les bulbes du colchique; la plupart des malades ne s'en servaient qu'au moment des recrudescences; beaucoup étaient soulagés momentanément; la plupart ne purent en continuer l'usage.

2° Le sulfate de quinine associé ou non au colchique; 3° le café vert; 4° la tisane de frêne; 5° les divers sels de lithine; 6° les benzoates; 7° les alcalins.

Je ne fais qu'indiquer les eaux minérales les plus usitées; beaucoup d'entre elles ont été mises en usage par la plupart de nos malades; je cite principalement les eaux thermales alcalines de Vichy, de Carlsbad; les eaux plus faibles, moins minéralisées, souvent plus utiles, de Plombières, Néris, Wildbad, Tœplitz; les eaux chlorurées sodiques de Bourbonne, de Wiesbaden; les sources lithinées d'Ems, de Royat; enfin, l'hydrothérapie.

Résultats du traitement. — La médication salicylique fut donc tentée dans les conditions les plus défavorables; or, voici les résultats obtenus; en même temps j'indique les difficultés de cette médication.

Tous ces malades, qui ont été suivis depuis un à quatre mois, sans cesser un seul jour l'usage du salicylate, ont tous éprouvé dès les premières doses un soulagement aussi prompt, une disparition aussi rapide des douleurs que dans la goutte aiguë, ou que dans le rhumatisme articulaire aigu. Peu à peu, c'est-à-dire dans un espace de temps variant de six à quinze jours, les tissus périarticulaires étaient dégonflés, les mouvements devenus libres, et la plupart des malades ne conservaient plus qu'une tuméfaction peu marquée des articulations; celle-ci à son tour finit par céder, et il ne reste plus chez certains de ces patients de traces de gonflement.

Mais la guérison n'est pas toujours obtenue sans de sérieux inconvénients. Dans tous les cas indistinctement il est survenu des troubles de l'ouïe, des bourdonnements d'oreilles, des bruits incessants dans la tête, et très-souvent une surdité plus ou moins considérable, qui ordinairement diminue, dès qu'on a pu abaisser la dose de salicylate de soude à 4 ou 5 grammes par jour.

Chez deux malades j'ai constaté une sorte d'ébriété avec de la faiblesse des membres et de la titubation dans la marche; ces phénomènes n'oot existé que pendant la durée du traitement actif par 8 à 10 grammes de salicylate.

Très-souvent il survient une diaphorèse abondante qui finit également par disparaître au bout de quelques jours.

Dans un cas enfin il s'est manifesté une somnolence très-pénible, qui a cédé après quelques jours de traitement.

Au résumé, les phénomènes les plus graves, et qui constituent ce qu'on pourrait appeler le salicylisme, ce sont d'une part la surdité, et d'une autre part la débilitation musculaire; ces phénomènes se produisent particulièrement chez les vieillards.

Lorsqu'il existe une maladie du cœur, les bruits anormaux du cœur, et le pouls, ainsi que la tension artérielle ne subissent pas de modifications; mais, malgré ses propriétés diurétiques, le médicament n'agit pas favorablement sur l'œdème cardiaque.

A plus forte raison lorsqu'il y a une altération quelconque des reins, à l'exception de la gravelle, faut-il user de la médication avec la plus grande prudence; dès que les reins sont atrophiés, soit par la maladie, soit par l'âge, l'élimination du médicament par les urines étant entravée, il en résulte localement de l'irritation rénale caractérisée par une augmentation de l'albuminurie, d'une autre part des accidents plus intenses du salicylisme par suite de l'accumulation du médicament dans le sang.

Quant à une métastase sur le cœur ou l'estomac, il n'en a pas été question.

VI. *Gravelle. — Affections rénales et vésicales.*

A l'occasion de la goutte, je citerai les effets de la médication salicylique dans le traitement de la gravelle urique, et de ses diverses manifestations. S'agit-il de l'élément douloureux de la gravelle, c'est-à-dire de la colique néphrétique, le médicament paraît hâter la terminaison de la crise et favoriser l'expulsion du gravier dans le conduit de l'uretère. S'agit-il de la gravelle indolore, la salicylate, et même l'acide salicylique sans la soude, provoquent habituellement l'émission d'urines très-chargées de sable urique.

Il arrive même que chez les malades qui, depuis longtemps, n'avaient pas eu d'émission de sable, le médicament fait reparaître l'acide urique cristallisé ou amorphe dans les urines.

Ces faits sont d'autant plus probants, que je prescrivais l'usage simultané des eaux minérales, pour pouvoir apprécier l'effet du remède sans aucun adjuvant.

A l'exception de la gravelle rénale, toutes les néphrites contre-indiquent formellement l'usage de ce moyen thérapeutique, qui produit des congestions hémorrhagiques et augmente l'albuminurie.

Dans les maladies de la vessie, particulièrement dans la cystite avec décomposition de l'urine, on a recommandé les injections d'acide salicylique au 300e ou 500e. L'usage interne de 3 grammes d'acide a suffi d'après Furbringer chez plusieurs malades de la clinique de Heidelberg atteints de catarrhe vésical, pour détruire l'alcalinité des urines, l'odeur fétide, le mucus et les bactéries qui y étaient en grand nombre ; mais les globules de pus persistèrent, bien que l'acidité reparût, et ces faits sont peu probants.

M. Gubler a raison de dire que l'acide salicylique est un antizymotique direct, utile contre les fermentations qui ont lieu dans les réservoirs, mais qu'il n'y a pas à y compter pour le sang. (Thèse de Hogg, p. 70.)

VII. *Névralgies.*

Les effets sédatifs des préparations salicyliques étant bien établis dans le traitement du rhumatisme et de la goutte, j'ai cherché à en étendre les applications au traitement des affections douloureuses en général ; voici la série d'états nerveux dans lesquels les salicylates paraissent indiqués.

Névralgie sciatique. — J'ai soumis au traitement par les salicylates 4 cas de sciatique, voici ce que j'ai observé.

Dans deux cas de sciatique déjà ancienne la guérison fut complète en quelques jours; mais dans un troisième cas, également traité en ville, l'insuccès fut complet; il s'agissait d'une névrite sciatique datant de trois ans, qui avait résisté à toutes les médications.

Dans un quatrième cas traité à l'hôpital, l'insuccès fut égament marqué; il s'agissait d'une jeune fille, qui n'a éprouvé d'ailleurs non plus qu'un soulagement passager par les cautérisations à l'aide de l'appareil de Paquelin.

Tic douloureux de la face. — Un des faits les plus probants de l'action du remède se rapporte au tic douloureux de la face. Il s'agit d'un malade atteint de cette maladie depuis dix ans, pendant lesquels il passait habituellement plusieurs mois chaque année à l'hôpital; à l'Hôtel-Dieu il avait été traité par M. Fauvel, et soulagé par le sulfate de quinine et le bromure. A son arrivée dans mon service il était sous l'influence d'une crise des plus douloureuses; en vingt-quatre heures il fut débarrassé à l'aide de 10 grammes de salicylate; puis comme de son propre aveu, il cessa au bout de trois jours de suivre exactement la prescription, il éprouva une rechute; cette fois il réclama le médicament et fut guéri en quarante-huit heures. Après quinze jours il quitta l'hôpital, n'ayant subi que deux à trois jours de souffrances.

Céphalée ; migraines. — J'ai vu deux malades qui ont été guéris d'une céphalée persistante, en prenant 4 à 6 grammes de salicylate de soude pendant 10 jours.

Dans les migraines, j'ai constaté également des effets favorables; mais cette amélioration ne constitue pas la règle ; chez deux malades sur quatre que j'ai traités ainsi, il ne s'est pas produit d'effet plus avantageux que par le sulfate de quinine associé au bromure de potassium, traitement qui réussit dans un grand nombre de cas.

VIII. *Affections douloureuses de la moelle épinière.*

Il s'agit ici de ces affections graves de la moelle épinière, de ces myélites superficielles, de ces scléroses des cordons postérieurs et d'autres lésions encore mal déterminées, qui s'accompagnent de douleurs vives, persistantes, suivant le trajet des nerfs sciatiques, ou de douleurs en ceinture, ou d'irradiations douloureuses vagues non délimitées dans leur distribution anatomique.

Je parle surtout de la maladie grave qui, sous le nom d'ataxie locomotrice, ou de sclérose des cordons postérieurs de la moelle, produit cette série multiple de douleurs, d'hyperesthésie, de crampes, de contractions partielles, sans type, sans régularité, constituant les douleurs fulgurantes ; il est des ataxiques qui, pendant des années, ne présentent pour ainsi dire, que cette forme douloureuse si bien décrite par Duchenne de Boulogne ; ils n'ont que peu de troubles moteurs, pas de phénomènes oculaires ; la maladie est dissociée, comme Charcot l'a bien démontré.

Dans ces conditions, et quel que soit du reste le degré des troubles de la motilité, il y a des périodes d'aggravation, qu'on pourrait appeler des douleurs fulgurantes, des crises violentes, qui alternent parfois avec les crises stomacales, et qui peuvent durer des mois entiers.

Il s'agit de soulager ces malheureux ataxiques de leurs cruelles souffrances ; or, dans ce but, nous avons employé, le plus souvent sans succès, les moyens calmants, les sédatifs les plus énergiques, tels que les injections de morphine, le chloral en potion ou en lavement qui produisent quelque répit, mais dont on est obligé d'augmenter la dose jusqu'à produire le morphisme, le chloralisme.

On a essayé les courants continus, qui malheureusement ne sont pas indiqués dans la période des crises, l'hydrothérapie, qui ne donne aucun résultat favorable dans les phases douloureuses de la maladie, les eaux calmantes, comme celle de Néris, qui semblent procurer quelque bien, ainsi que je l'ai constaté, enfin le bromure de potassium qui débilite considérablement les malades.

Dans les circonstances perplexes le salicylate de soude produit le plus souvent un calme immédiat. J'ai vu à l'hôpital un fait des plus probants chez une femme âgée de 54 ans, deux cas dans ma pratique particulière, un quatrième cas avec mon distingué collègue Vidal; de son côté M. Bouchard a bien voulu me remettre quatre observations recueillies à l'hôpital de Bicêtre sur des ataxiques dont la maladie remontait à de longues années; — au moment des crises douloureuses, M. Bouchard administra 10 grammes de salicylate de soude : les douleurs cessèrent le jour même ou le lendemain ; presque toujours on fut obligé, après avoir supprimé la prescription, d'y revenir pendant quelques jours, et au bout d'un temps variant de 10 à 15 jours les douleurs avaient cessé d'une manière définitive.

Chez une ataxique que j'ai observée à l'hôpital, les douleurs disparurent au bout de deux jours; mais la malade s'étant refusée, à cause des bourdonnements d'oreilles et de la surdité, à continuer le remède, les crises reparurent; puis cédèrent définitivement lorsque la malade consentit à l'usage continu du médicament.

Dans les deux cas que j'observai dans ma pratique les douleurs vives s'atténuèrent rapidement. Il en fut de même chez un ataxique, pour lequel M. Vidal voulut bien demander mon avis; les douleurs disparurent immédiatement, mais il resta des crampes non douloureuses dans les pieds au moment de la marche.

Outre les ataxiques, j'ai eu l'occasion de traiter trois malades atteints de myélite avec paraplégie incomplète et douleurs d'irradiation dans les membres inférieurs. Je parvins à faire cesser les douleurs; mais il m'a semblé que le médicament augmentait la faiblesse musculaire, et je discontinuai l'usage du médicament dès que les sensations douloureuses vinrent à cesser.

IX. *Douleurs viscérales.*

Au point de vue des affections de l'estomac et des intestins, je n'ai jamais observé de résultats notables ; je ne citerai pour terminer qu'un cas de colique hépatique, qui cessa en deux heures sous l'influence de la médication salicylique.

Résumé thérapeutique.

1° Comme médicament antizymotique externe, l'acide salicylique a une action incontestable, mais qui ne dépasse pas celle de l'acide phénique, et n'a d'autre avantage que d'être dépourvu d'odeur. Comme antiseptique interne, l'acide salicylique ne présente aucun effet appréciable ni dans les affections purulentes, ni dans les maladies contagieuses et parasitaires, comme la diphthérie, le muguet, ni dans les gangrènes, ni enfin dans les diabètes, où l'on fait intervenir à tort ou à raison l'action d'un ferment.

2° Comme médicament antipyrétique, le salicylate et l'acide salicylique jouissent de propriétés transitoires et douteuses, même lorsqu'il s'agit de fièvres spécifiques, miasmatiques, virulentes, etc.; ainsi il n'a pas de supériorité marquée sur le sulfate de quinine; le salicylate de quinine lui-même ne saurait encore prendre un rang définitif dans la thérapeutique des fièvres palustres. Impuissant dans la curation de la variole, le salicylate de soude n'a pas fait ses preuves dans le traitement de la fièvre typhoïde; son pouvoir fébrifuge est des plus limités.

3° C'est dans le rhumatisme articulaire aigu qu'on observe les effets les plus sûrs, les plus prompts, si bien qu'on peut affirmer presque à coup sûr la guérison du rhumatisme aigu, fébrile ou apyrétique dans l'espace de deux à quatre jours : 51 cas en font foi.

4° Dans le rhumatisme chronique simple, les essais que j'ai institués sont des plus satisfaisants; il en est de même dans les crises aiguës qui se manifestent de temps à autre, soit dans le rhumatisme simple, soit même dans l'arthrite noueuse; les attaques douloureuses cessent aussi vite que dans le rhumatisme aigu. Il y a plus, les engorgements articulaires diminuent considérablement, et les mouvements peuvent devenir libres, même après des années de douleurs, de rigidité et d'immobilité, à condition que les lésions osseuses ne soient pas trop profondes, trop avancées (douze observations de rhumatisme chronique guéri ou amélioré).

5° Mais c'est dans la goutte aiguë et chronique que les résultats sont le plus remarquables; dès mes premières expériences, je fus frappé de la promptitude avec laquelle les accès aigus

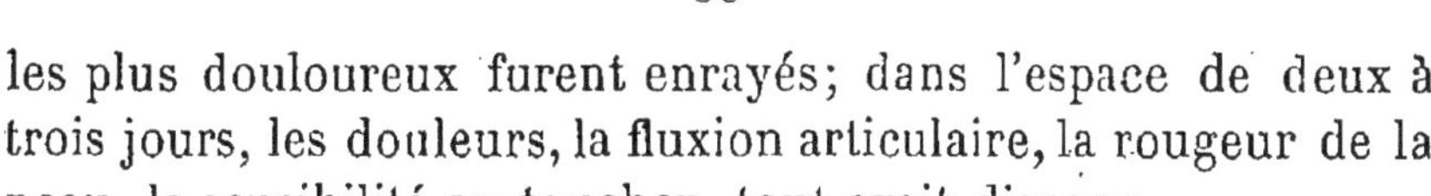

les plus douloureux furent enrayés; dans l'espace de deux à trois jours, les douleurs, la fluxion articulaire, la rougeur de la peau, la sensibilité au toucher, tout avait disparu.

La goutte chronique ne se prête pas moins bien aux applications de la médication salicylique. Par cette méthode de traitement continué, même à doses modérées, les malades sont absolument à l'abri de tout accès aigu.

D'une autre part, les engorgements chroniques péri-articulaires disparaissent avec facilité ; les tophi des articulations diminuent et cessent de s'enflammer ; en un mot, la guérison peut être complète, sans qu'il se produise aucune métastase sur le cœur, l'estomac, les organes respiratoires ou le cerveau ; il ne m'a pas été donné une seule fois, dans les 21 cas que j'ai pu suivre, de constater la moindre rétrocession de la goutte vers les organes internes.

Il n'y a eu d'autre inconvénient que le développement des troubles de l'ouïe, et parfois d'un certain degré de faiblesse ou de narcotisme ; ces deux derniers phénomènes disparaissent dès qu'on diminue la dose ; les perturbations de l'audition sont bien plus persistantes.

Parmi les affections qui sont souvent de nature goutteuse, il faut citer la gravelle, qui se modifie très-favorablement ou plutôt s'élimine plus facilement à l'aide du salicylate de soude, qui a en outre l'avantage de calmer les douleurs néphrétiques.

6° La médication salicylique a paru modifier avantageusement certaines névralgies faciales ; mais cette action n'est pas définitivement établie ; il en est de même pour le traitement de la sciatique par ce moyen.

7° Dans les maladies douloureuses de la moelle épinière, le salicylate de soude produit les effets calmants les plus nettement appréciables ; mais, par la continuité du traitement, il peut en résulter un certain degré de faiblesse.

PARIS. — IMPRIMERIE DE E. MARTINET, RUE MIGNON, 2

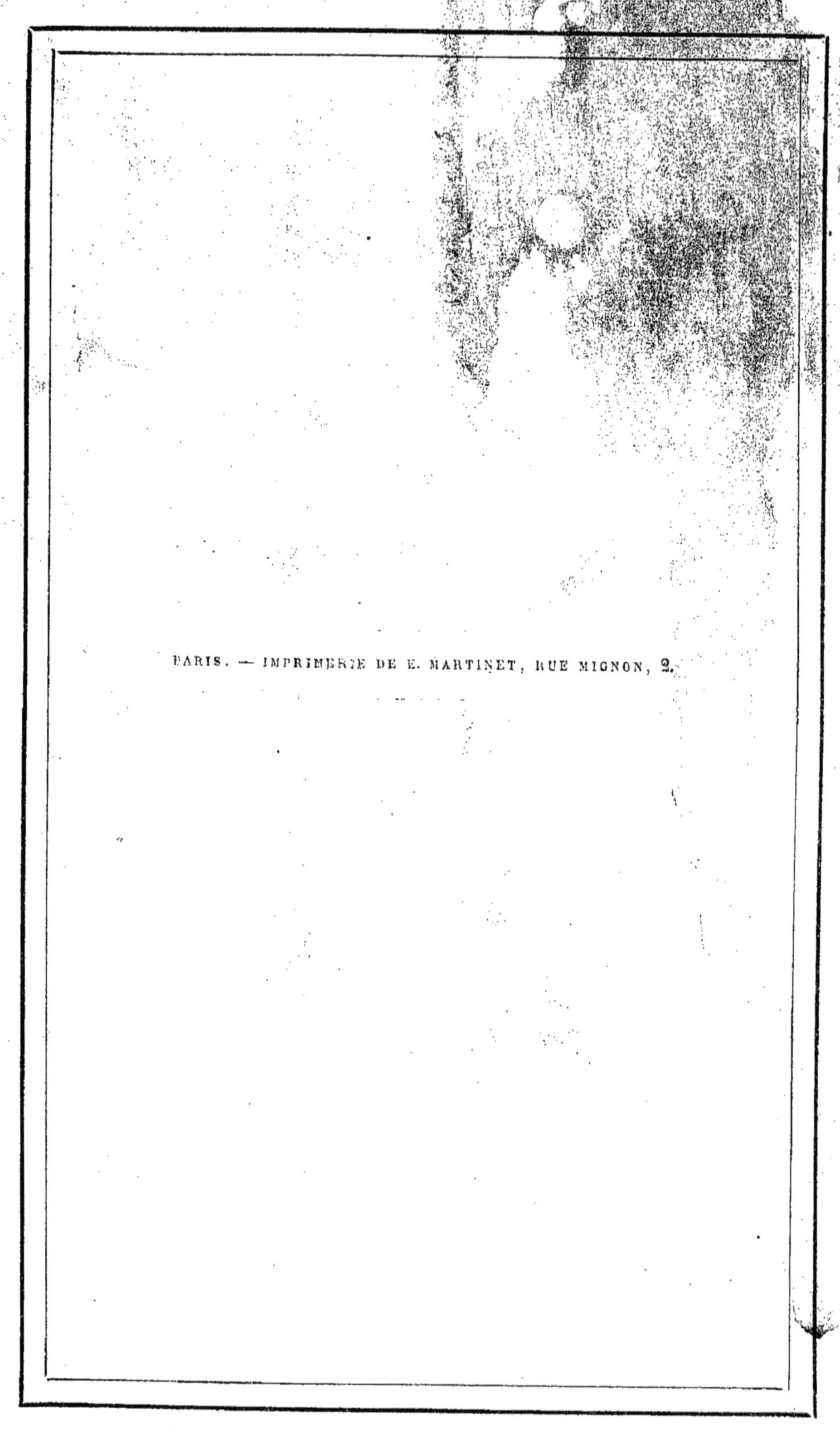

PARIS. — IMPRIMERIE DE E. MARTINET, RUE MIGNON, 2.

www.ingramcontent.com/pod-product-compliance
Ingram Content Group UK Ltd.
Pitfield, Milton Keynes, MK11 3LW, UK
UKHW021135230726
13926UKWH00002B/824

9 782013 463997